Positives Denken lernen

Wie Sie Ihre Vergangenheit loslassen und innere Ruhe finden

Annegret Gensch

1. Auflage

2020

Inhaltsverzeichnis

Vorwort

Sicher haben Sie sich schon einmal gefragt, wieso manche Menschen so gut durchs Leben kommen, während andere schon an kleinen Herausforderungen zu scheitern scheinen. Die Antwort auf diese Frage ist kein Geheimnis: Unser Denken bestimmt unseren Lebensweg. Wer positiv denkt, wird Positives erleben. Weil er einfach davon überzeugt ist, dass alles gut wird. Und weil er in der Lage sein wird, in jeder Situation das Positive zu sehen. Derjenige, der immer vom Schlechten ausgeht und von negativen Gedanken bestimmt ist, wird jedoch scheitern – weil er das Negative anzieht wie ein Magnet.

Ihr Ziel sollte es also sein, das Mindset so zu verändern, dass es von den guten Dingen geprägt ist. Das kann bewusst geschehen, wenn Sie sich der Aufgabe annehmen und gezielt vorgehen. Aber unterschätzen Sie den Prozess nicht: Niemand kann von heute auf morgen seine Lebenshaltung ändern. Geben Sie sich ausreichend Zeit, lassen Sie sich auf die Herausforderung ein und schrecken Sie vor kleinen Rückschlägen nicht zurück – dann kann es nur gut werden. Mit unserem Ratgeber wollen wir Sie auf dem Weg zu einem zufriedeneren und positiveren Leben begleiten und Ihnen zeigen, wie Sie durch positives Denken die Vergangenheit loslassen und zu innerer Ruhe finden können.

Warum wird so oft gescheitert?

Eines ist direkt vorweg zu nehmen: Scheitern ist keine Realität, sondern ein persönliches Empfinden. Sie sind der Meinung, dass Sie etwas falsch gemacht haben oder verzweifeln daran, eine Aufgabe nicht geschafft zu haben? Dann sind Sie in Ihren eigenen Augen zwar gescheitert – doch andere Personen nehmen das vielleicht ganz anders wahr. Scheitern bedeutet nämlich nur, dass wir unseren eigenen Ansprüchen nicht gerecht werden. Und je höher diese sind, desto häufiger wird gescheitert. Wir neigen dazu, die Erwartungen an uns selbst sehr hochzusetzen und können dementsprechend auch sehr viel falsch machen. Von anderen Menschen erwarten wir dagegen oft deutlich weniger, sodass sie in unseren Augen viel erfolgreicher sind, mehr erreichen und seltener scheitern. Wie wäre es stattdessen mit einem ehrlichen Blick: Was haben Sie schon geschafft? Was ist überhaupt realistisch erreichbar? Und außerdem ist es völlig normal, auch mal zu scheitern – Scheitern gehört zum Leben dazu. Nur so können Sie lernen und es beim nächsten Mal besser machen.

Warum das Mindset so wichtig für mein Leben ist!

Wie bereits im vorangegangenen Kapitel beschrieben, ist unsere Einstellung zum Leben entscheidend. Wer sich zu viel vornimmt und unrealistische Ziele setzt, wird mit dem Ergebnis immer unzufrieden sein. Das ganze Leben wird durch das Mindset bestimmt: Nichts, was wir erleben, ist per se gut oder schlecht. Erst durch unsere Denkweise machen wir es zu dem, was wir empfinden. Durch Ihr Mindset sind Sie also in der Lage, Ihre eigene Realität zu bestimmen. Unsere Gedanken haben eine unbändige Macht, die uns ein positives und zufriedenes Leben bescheren kann, wenn wir es nur zulassen. Weil unsere Gedanken so wichtig für unsere Wahrnehmung sind, wollen wir Ihnen in den nächsten Kapiteln mehr über deren Kraft verraten.

Die Macht der Gedanken und Gewohnheiten

Unsere Gedanken sind für die Steuerung unserer Gefühle verantwortlich. Sie beeinflussen diese enorm. Stellen Sie sich zum Beispiel vor, Sie befänden sich grade auf einer Trauerfeier. Um Sie herum ist es kalt, still und bedrückend. In einer solchen Situation umgeben uns negative Gefühle und die Traurigkeit übermannt uns – sogar schon dann, wenn wir eine solche Situation nur imaginieren.

Hier wird deutlich, wie stark unser Denken die Gefühlswelt beeinflusst. Und unsere Gefühle beeinflussen wiederum stark unser Verhalten. Wenn Sie jemanden sehen, der traurig ist, haben Sie das Bedürfnis, ihn in den Arm zu nehmen. Vielleicht kullert Ihnen vor lauter Empathie sogar selbst eine Träne über die Wange. Es entsteht ein Kreislauf aus Gedanken, Gefühlen und Verhalten, in dem sich alle Elemente gegenseitig bedingen. Nun können wir uns diesem Kreislauf aus Traurigkeit einfach hingeben – oder ihn durchbrechen, indem wir bewusst unser Mindset steuern. Denn ein positiver Kreislauf funktioniert genauso. Durch ein positives Mindset können wir ihn also bewusst in eine Richtung lenken und so beeinflussen, dass wir zufriedener und glücklicher sind.

Das ist natürlich nicht immer einfach. Vielleicht sind Sie schon so gefangen in Ihren Gedanken und Gewohnheiten, dass ein Umdenken Schritt für Schritt stattfinden muss. Das liegt vor allem daran, dass wir uns nach einer gewissen Zeit einfach nicht mehr vorstellen können, aus diesem Kreislauf einfach auszubrechen. Wir nehmen die Dinge als gegeben hin und sind uns gar nicht klar darüber, dass wir zu viel mehr in der Lage wären.

Aber die Macht unserer Gedanken ist unermesslich. Ob sie positiv oder negativ sind, entscheidet über unseren Tag. Darüber, ob er gut oder schlecht wird und darüber, ob er erfolgreich oder frustrierend wird. All das können Sie beeinflussen, wenn Sie Ihre Gedanken in die richtige Richtung lenken und sich von negativem Denken nicht in eine Abwärtsspirale ziehen lassen.

Und übrigens: Durch ein positives Mindset machen Sie nicht nur sich selbst glücklicher. Auch auf andere hat es einen positiven Effekt, wenn Sie Zufriedenheit ausstrahlen und mit einem Lächeln durch den Tag gehen. Denn Glück färbt ab!

Was sind Gedanken?

Um besser nachvollziehen zu können, welch immense Macht unsere Gedanken haben, sollten wir an dieser Stelle zunächst eine Frage klären: Was meinen wir überhaupt, wenn wir von einem Gedanken sprechen?

Der Gedanke als solcher ist ein Element und zugleich das Ergebnis des Denkprozesses. Ein Gedanke kann eine Idee, ein Einfall oder eine Meinung sein. Er entsteht im Gehirn bei kognitiven Prozessen und kann sowohl spontan entstehen, als auch bewusst gesteuert werden. So haben wir zum Beispiel beim Anblick bestimmter Gegenstände oder Personen sofort eine Assoziation: Wir denken beim Anblick an eine Muschel an den letzten Urlaub am Meer oder erinnern uns an einen Streit, wenn wir einen ehemaligen Freund auf der Straße sehen. Die entstehenden Assoziationen können wir nicht bewusst beeinflussen, sie entstehen unbewusst und kommen uns direkt in den Sinn, ohne dass wir überlegen müssten. Trotzdem können wir unsere Gedanken im Ganzen in eine bestimmte Richtung lenken.

Ob wir uns zum Beispiel von den Erinnerungen an den eben erwähnten Streit leiten lassen oder stattdessen versuchen, die negativen Assoziationen durch positive Gedanken zu ersetzen, liegt in unserer Hand. Es gibt folglich bewusste und unbewusste Prozesse, die sich in unserem Gehirn abspielen. Beide Bereiche sind für unser Wohlbefinden interessant – mehr dazu werden wir Ihnen noch im Verlauf unseres Ratgebers verraten.

Kann ich meine Gedanken beeinflussen?

Weil sich die Gedanken in unserem Kopf abspielen und es sich dabei um die Ergebnisse kognitiver Prozesse handelt, können wir sie zumindest teilweise bewusst beeinflussen. Wir sind sehr wohl Herr über unsere Sinne und durchaus dazu in der Lage, unser Denken zu steuern. Es ist Ihnen also möglich, Ihre Gedanken so zu lenken, dass Sie nicht alles negativ sehen. Unsere Gedanken sollten zwar immer realistisch ausfallen, doch weiterhin gesund für uns bleiben. Und bloße Schwarzmalerei ist eben nicht gesund für uns. Wer rein negativ denkt, kann in eine ernsthafte Depression verfallen, aus der er ohne professionelle Hilfe nicht mehr herausfindet. Aber so, wie wir in allem das Schlechte sehen können, gibt es in allem auch etwas Gutes. Versuchen Sie daher bewusst, das Positive in jeder Situation zu erkennen. So können Sie Ihre Gedanken dahingehend beeinflussen, dass sich das Mindset in eine für Sie gesündere und erfüllende Richtung entwickelt – nämlich hin zum Positiven.

Stellen Sie sich zum Beispiel folgende Fragen:

- Was ist an der Situation positiv?
- Welchen Nutzen kann ich aus der Situation ziehen?
- Wie kann ich die Situation ins Positive verändern?
- Was kann ich tun, um meine negativen Gefühle loszuwerden?
- Wie kann für die Zukunft aus der Situation lernen?

Warum sind negative Gedanken so hartnäckig?

Vor allem die schlechten Gedanken kommen uns oft sehr hartnäckig vor. Doch warum ist das eigentlich so? Das hat einen ganz einfachen Grund: Viele Menschen sind in einem Kreislauf gefangen, der von Negativität beeinflusst ist. Wer schon seit jeher nur das Schlechte in den Dingen sieht, ist diesen Zustand mittlerweile einfach gewohnt und nimmt ihn als gegeben hin. Doch ohne aktives Handeln wird es Ihnen nicht gelingen, aus dem Strudel der Negativität zu entkommen.

Dass wir eher zu negativem Denken tendieren, liegt vor allem an uns selbst. Wir sind von anderen Menschen umgeben, mit denen wir uns automatisch vergleichen. Den ganzen Tag sind wir diesen Vergleichen ausgesetzt. Wenn Sie ohnehin dazu neigen, negativ zu denken, dann werden Sie in diesen Vergleichen häufig den Kürzeren ziehen. Sie werden sich schlecht und automatisch noch wertloser fühlen – und schon kommt die Abwärtsspirale so richtig in Fahrt.

Wer häufig oder immer negativ denkt, geht stets vom Schlimmsten aus und ist nicht in der Lage, sich selbst zu reflektieren. An Problemen und Enttäuschungen sind grundsätzlich die Anderen Schuld – deshalb macht es für diese Menschen auch keinen

Sinn, etwas an ihrem eigenen Verhalten zu verändern. Es findet also kein Umdenken aus eigenen Stücken statt.

Erkennen Sie sich in diesem Muster wieder? Dann ist es an der Zeit, die hartnäckigen negativen Gedanken endlich ziehen zu lassen. Denn wer nur das Schlechte fokussiert, zieht dieses auch magisch an. Schlechtes Denken ist die Ursache für motivationsloses und unproduktives Handeln – wie sollen sich denn da Erfolge einstellen?

An dieser Stelle ist es sinnvoll, sich selbst zu fragen:

- Welche Erfolge habe ich erreicht?
- Worauf kann ich in meinem Leben stolz sein?
- Wofür bin ich dankbar?
- Welche Ziele verfolge ich?
- Sind meine Ziele realistisch?

Schnell werden Sie feststellen, dass es Ihnen gar nicht so schlecht geht, wie Sie vielleicht denken und dass Sie bereits eine Menge erreicht haben, von dem andere nur träumen können und worauf Sie stolz sein dürfen.

Die selbsterfüllende Prophezeiung

Dass sich Erfolg ebenso wie unser Denken steuern lässt, lässt sich sogar beweisen: Das psychologische

Phänomen der selbsterfüllenden Prophezeiung beschreibt, wie sehr unser Denken unser Verhalten beeinflusst. Denn es hat sich gezeigt, dass sich Erwartungen deutlich häufiger erfüllen, wenn wir entsprechend handeln. Wir erwarten zum Beispiel etwas besonders stark und sorgen unterbewusst mit unserem Verhalten dafür, dass diese Situation auch tatsächlich eintritt. Ist das geschehen, sehen wir uns in unseren Erwartungen bestätigt und erfahren ein Gefühl der Bestärkung und des Glücks. Dabei ist diese Erfüllung ja nur eingetreten, weil wir so positiv und voller Elan an die Situation herangetreten sind.

Doch das Phänomen der selbsterfüllenden Prophezeiung kann sich auch in die andere Richtung zeigen: Wer sich vor etwas besonders fürchtet oder sich viele Sorgen um etwas macht, wird häufig ebenfalls Bestätigung finden. Versetzen Sie sich einmal in die Schulzeit zurück. Damals gab es einige Schüler, die schon vor der Klassenarbeit überzeugt davon waren, nicht ausreichend gelernt zu haben und schlecht vorbereitet zu sein. Ihr negatives Denken beeinflusste sie während der Prüfung dahingehend, dass sie tatsächlich in ihrem Handeln eingeschränkt waren. Wenn es dann ein paar Tage später die Ergebnisse gab und diese nicht besonders gut ausfielen, waren entsprechende Schüler der Meinung: „Siehst du, ich habe es doch gewusst!“ Wären ebendiese Schüler die Prüfung selbstbewusst und ehrgeizig angegangen, wäre das Ergebnis jedoch vielleicht ganz anders ausgefallen. Das Phänomen der selbsterfüllenden Prophezeiung zeigt sich neben unserem

Denken auch in anderen Bereichen unseres Lebens: In der Medizin ist der sogenannte Placebo-Effekt hinreichend bekannt und belegt. Wer glaubt, er sei mit einem realen Medikament behandelt worden, wird dessen Effekt auch dann spüren, wenn es sich eigentlich nur um ein Placebo-Medikament gehandelt hat. Hier zeigt sich deutlich, wie stark sich unser Glauben und die Gedanken sogar auf körperliche Befindlichkeiten auswirken können.

Aus der Erkenntnis, dass unsere Einstellung zu einer Situation deren Ausgang beeinflusst, können wir einen wertvollen Nutzen ziehen. Denn es zeigt uns, dass unser Denken unseren Erfolg mitbestimmt. Glauben Sie daher immer an den positiven Ausgang ihres Handelns und an den eigenen Erfolg. Und auch auf andere kann sich die selbsterfüllende Prophezeiung positiv auswirken. Wenn Sie zum Beispiel an den Erfolg von einem Familienmitglied in einer Prüfung glauben, motivieren und bestärken Sie es dadurch enorm. Die Wahrscheinlichkeit, dass das Ergebnis der Prüfung gut ausfällt, steigt dadurch deutlich an.

Anhand der selbsterfüllenden Prophezeiung lässt sich noch einmal belegen, wie sehr unser Denken die Realität erschafft und als Magnet fungiert. Positives Denken zieht Gutes an, negatives Denken hingegen Schlechtes.

Zur Gelassenheit finden

Wer sein Denken bewusst lenkt, kann mit der Zeit gut mit Emotionen und Gefühlen umgehen. So ist möglich, die Gedanken sinnvoll zu nutzen – zum Beispiel, um bessere Ergebnisse zu erzielen. Diese Möglichkeit haben wir Ihnen ja bereits im vorangegangenen Kapitel aufgezeigt. Mit dem Wissen um die Fähigkeit, seine Gefühle im Griff zu haben, stellt sich bei Ihnen auch eine gewisse Gelassenheit ein. Sie können deutlich entspannter durchs Leben gehen, wenn Sie darauf vertrauen, dass sich alles zum Guten wenden wird. Voller Selbstsicherheit und Selbstbewusstsein lebt es sich wesentlich entspannter. Gelassenheit kann also durch die positive Denkweise gleich mit erlernt werden. Eine weitere Möglichkeit, zu mentaler Gelassenheit zu finden, ist das körperliche Training. Körperliche und mentale Entspannung bedingen sich gegenseitig. So können Sie zum Beispiel durch Meditieren oder das Auspowern beim Sport gezielt zu mehr Gelassenheit finden. Nehmen Sie sich zu diesem Zwecke auch häufiger mal Zeit für sich, entspannen sie bei einem heißen Bad, lesen sie ein gutes Buch und verbringen Sie unbeschwerte Zeit mit Freunden oder der Familie. Wer positiv denkt, kann sich besser entspannen, weil er mit sich selbst und der Welt im Reinen ist.

Gelassenheit lernen

Die mentale Ruhe und Gelassenheit, zu der Sie durch positives Denken finden, führt zur körperlichen Entspannung. Positive Gedanken bedeuten also auch, dass Sie in sich hineingehen und innere Ruhe finden können. Durch die ganzheitliche Entspannung können Sie den Dingen sorglos entgegenblicken, sich auf Neues einlassen und die Dinge annehmen, wie Sie kommen. Gelassenheit bewirkt, dass Sie die Dinge auf sich zukommen lassen, weil Sie davon überzeugt sind, dass sich alles in Ihrem Sinne fügen wird. Stellen Sie sich zum Beispiel vor, Sie beginnen einen neuen Job. Wenn Sie voller Vorfreude und Neugier an Ihrem ersten Arbeitstag das Büro betreten, werden Sie eine entsprechende Ausstrahlung haben. Sie wissen um Ihr Können und sind sich sicher, dass Sie die bevorstehenden Herausforderungen schon meistern werden. Das strahlen Sie auch aus: Sie wirken auf die neuen Kollegen selbstbewusst, offen und freundlich. Schnell werden Sie Anschluss finden und ins Team integriert. Sie müssen keine Angst vor der Zukunft haben und können entspannt den Alltag bestreiten, Kleinigkeiten genießen und sich am Leben grundsätzlich erfreuen – und Sie werden in allen Bereichen des Lebens erfolgreicher sein. Durch die körperliche Entspannung geht es Ihnen auch gesundheitlich deutlich besser: Ängste werden vermieden, Krankheiten überwunden und das Immunsystem gestärkt.

Was bedeutet positives Denken?

Kommen wir nun aber endlich zum eigentlichen Thema dieses Ratgebers: Was meint positives Denken überhaupt und wie wird es definiert? Hier werden Sie vielleicht erstaunt sein: Positives Denken heißt nämlich nicht, dass man überhaupt keine schlechten Gedanken zulassen darf. Es ist Ihr gutes Recht, negative Empfinden zu haben. Dabei ist es jedoch wichtig, nie den Sinn für die Realität zu verlieren. Sie sollten den Problemen ehrlich begegnen, sie jedoch nicht schön- oder schlechtreden. Es ist wichtig, sich auf die positiven Dinge im Leben zu konzentrieren und nicht zu verzweifeln, wenn es einmal nicht optimal läuft. In einer solchen Situation sollten Sie stattdessen den negativen Ausgang akzeptieren und trotz allem weiter optimistisch bleiben. Positives Denken bedeutet also auch, Negatives zuzulassen und trotzdem einen Mehrwert aus der Situation zu ziehen. Es meint also weniger ein bestimmtes Handlungsmuster, sondern vielmehr eine Lebenseinstellung, die Sie für Ihr komplettes Leben übernehmen müssen. Stellen Sie sich Ihren Sorgen und Ängsten und lernen Sie daraus – dann sind Sie schon den ersten Schritt gegangen.

Positives Denken lernen

Die Fähigkeit, positiv zu denken, ist also eine bewusste Entscheidung. Es mag Menschen geben, die diese Einstellung schon in der Kindheit gelernt haben und deshalb so verinnerlicht haben, dass sie keiner Nachhilfe mehr bedürfen. Das sind die sogenannten Strahlemänner, die immer lächeln und den Raum erhellen, wenn sie ihn betreten. Jeder von uns kennt wohl einen solchen Menschen... Doch den meisten von uns geht es leider nicht so. Wir sind einfach in unserem Alltag von so viel Negativität umgeben, dass wir uns runterziehen lassen. Fühlen Sie sich also nicht schlecht, wenn Sie das positive Denken bisher nicht für sich verinnerlicht haben. Es ist auch noch nicht zu spät: Positives Denken lässt sich gezielt lernen.

Um das positive Denken zu erlernen, müssen Sie auf einige Dinge achten. Wir geben Ihnen gern einige nützliche Tipps:

- Lächeln Sie dem Leben entgegen. Durch das Lachen werden Glückshormone freigesetzt, die unsere Stimmung aufhellen. Und auch anderen Menschen tut Ihr Lächeln gut: Wer angelächelt wird, lächelt gern zurück und wird daran erinnert, wie schön das Leben ist.
- Legen Sie Ihren Fokus auf die positiven Dinge in Ihrem Leben. Negatives hat keine Aufmerksamkeit verdient. Das bedeutet, dass Sie sich bewusst mit Dingen beschäftigen sollten, die Spaß machen oder mit Menschen umgeben, in deren Nähe Sie sich wohlfühlen.
- Egal wie schlecht eine Situation erscheint – es gibt immer etwas Gutes, das Sie aus ihr

ziehen können. Nichts geschieht also umsonst, denn Sie können immer noch daraus lernen.

- Manchmal ist es wichtig, sich das eigene Glück bewusst zu machen. In unserem schnelllebigen Alltag vergessen wir oft, was wir haben und wie gut es uns eigentlich geht. Wir neigen dazu, uns mit Menschen zu vergleichen, denen es vermeintlich besser geht. Dass es viel mehr Menschen gibt, denen es schlechter geht, vergessen wir dabei. Das ist nicht verwerflich, sondern unvermeidlich. Was zählt ist nur, dass wir uns ab und zu besinnen und uns die guten Dinge vor Augen führen, die in unserem Leben sind. Schreiben Sie zum Beispiel einmal in der Woche auf, wofür Sie in Ihrem Leben dankbar sind. Durch die Visualisierung werden Ihnen die Dinge bewusster und Sie erkennen, wie lang die Liste an guten Dingen eigentlich ist.
- Verlassen Sie die Opferrolle. Wer sich ständig selbst bemitleidet, macht sich vor anderen klein und wirkt auf sie schwach. Durch Niederlagen und Misserfolge fühlen sich solche Menschen nur in ihrer Rolle bestätigt – dabei haben wir ja bereits gelernt, dass negatives Denken schlechtes anzieht und die Situation daher gar nicht anders ausgehen kann. Jeder Mensch ist jedoch seines Glückes Schmied und für sein eigenes Leid genauso verantwortlich, wie für sein Glück.

Kommen Sie also aus den Puschen und ändern Sie etwas, wenn Sie mit Ihrem Leben unzufrieden sind!

- Wie bereits erwähnt ziehen uns Vergleiche mit anderen oft nach unten. Deshalb gilt es, Vergleiche so gut es geht zu vermeiden. Sie machen uns krank und führen nur dazu, dass wir uns schlecht fühlen. Diese Frustration können Sie vermeiden. Jeder Mensch ist unterschiedlich, hat andere Talente und Interessen – ein Vergleich ist daher weder sinnvoll, noch aussagekräftig.
- Versuchen Sie, die Negativität zu begrenzen. In den Medien werden wir häufig nur mit schlechten Dingen konfrontiert. Wenn Sie also merken, dass die Medien Ihnen häufig die Laune verderben, sollten Sie sich diesen nur in Maßen aussetzen und den Konsum bewusst begrenzen.
- Denken Sie an schöne Erlebnisse. Sich bewusst mit positiven Erinnerungen zu konfrontieren, verändert Ihre Einstellung und steigert Ihre Laune.
- Zu Ihrem eigenen Wohl sollten Sie sich immer selbst der Nächste sein. Das eigene Glück steht immer an erster Stelle. Es ist individuell, daher sollten Sie sich bei Ihren Entscheidungen nicht von den Meinungen anderer beeinflussen lassen. Das hat nichts mit Egoismus zu tun – sondern dient Ihrer Gesundheit und dem Wohlbefinden.

Wie Sie sehen, können Sie schon mit ein paar einfachen Tricks Ihr Denken verändern. Wenn Sie sich für diesen Weg entscheiden, kann auch die bewusste Beschäftigung mit diesem Thema zu Ihrem Glück beitragen. Informieren Sie sich über positives Denken und nehmen Sie sich bewusst ein paar Minuten am Tag, um sich mit einem glücklichen Lebensweg auseinanderzusetzen. Es kann nie schaden, sich weiterzubilden und es gibt mit Sicherheit immer etwas, das man noch dazulernen kann. Am Ende dieses Ratgebers geben wir Ihnen zum Beispiel einige Einblicke in verschiedene Themen, die ebenfalls Ihr Wohlbefinden positiv beeinflussen – vielleicht widmen Sie sich einem dieser Themen ja noch einmal ausführlicher?

Der Zusammenhang von positivem Denken und dem eigenen Glück

Eine Sache zeigt sich immer wieder deutlich: Menschen, die positiv durchs Leben gehen, sind grundsätzlich glücklicher. Dieses Glück zeigt sich in allen Lebensbereichen. Positive Menschen sind motiviert und handlungsfähig, haben einen klaren Kopf und sind bereit dazu, sich auf Neues einzulassen. Sie müssen nichts fürchten, weil sie stets davon ausgehen, dass sich die Dinge für sie zum Guten wenden. Kein Wunder, dass man mit einer solchen Einstellung viel entspannter und unvoreingenommen durchs Leben gehen kann. Man öffnet die Türen und lässt das Glück herein. Das geht nur, wenn man unvoreingenommen ist und davon ausgeht, dass in allem das Gute zu finden ist. Die Veränderung beginnt also immer im Kopf. Trotzdem wirkt sich positives Denken auch körperlich aus. Positiv denkende Menschen sind in der Regel gesünder. Sie haben bessere Abwehrkräfte, eine gesündere Körperhaltung, mehr Lebenswillen und werden sogar älter. Die Auswirkungen sind also so stark, dass sie sich auf die psychische und physische Gesundheit niederschlagen. Das lässt sich vor allem im Alter gut beobachten, wie Sie in einem späteren Kapitel noch erfahren werden.

Sicher kennen Sie den Spruch „Der Glaube kann Berge versetzen". Und das gilt auch für den Glauben an das Gute. Ein positives Mindset führt zum Erfolg im Privaten und im Beruflichen – und Erfolge machen Sie glücklich.

Probieren Sie es doch einmal aus: Gehen Sie mit einem freundlichen Lächeln durch die Stadt. Sie werden sich wundern, wie viele Menschen Ihnen freundlich begegnen, das Lächeln erwidern oder sich sogar auf einen Small Talk einlassen. Wenn Sie jedoch kalt und ohne Regung anderen begegnen, werden Sie diese Kälte auch beim Gegenüber feststellen. Wie Sie sehen – Gutes zieht Gutes an und es kann so einfach sein.

Mit der Erkenntnis, dass Sie Ihre Gefühle bewusst steuern können, kommt noch eine weitere Einsicht: Jeder ist für sich selbst verantwortlich. Dieses Verständnis ist in allen Lebensbereichen relevant. Ein selbstbestimmtes Leben ist immer das erfüllteste. Gleichzeitig bedeutet das aber auch, dass Sie niemand anderen außer sich selbst für Ihr Wohlbefinden verantwortlich machen können. Eine positive Denkweise ist also zwangsläufig der Antrieb für das eigene Glück – und niemand sonst!

Wie gelingt mir positives Denken?

Wir haben Ihnen schon einige Tipps gegeben, wie Sie zu positivem Denken finden können. Damit die Umsetzung gelingt, muss sich die Einstellung in drei Punkten ins Positive wandeln:

1. Wie denken Sie in Bezug auf Menschen? Dabei geht es nicht nur um Sie selbst als Person, sondern auch um Ihre Denkweise gegenüber Fremden, Freunden, der Familie und Arbeitskollegen
2. Wie denken Sie in Bezug auf Situationen? Bewerten Sie Situationen neu und versuchen Sie, bewusst in jeder Situation etwas Gutes zu erkennen.
3. Wie denken Sie in Bezug auf Handlungen? Versuchen Sie, die Handlungen anderer und ihre eigenen objektiv zu bewerten und zu hinterfragen, ob Sie richtig agiert haben.

Wenn Sie Ihr Denken in Bezug auf diese drei Dinge verändern, ist bereits ein wichtiger Teil geschafft. Durch die drei genannten Bereiche sind die meisten

Situationen bereits abgedeckt, sodass Sie rundum zu einer positiven Einstellung finden. Denn es zeigt sich, dass positives Denken zu positiven Gefühlen führen wird und diese wiederum positives Handeln nach sich ziehen. Es folgen positive Erfahrungen und positive Gedanken, die den Kreislauf von Neuem beginnen lassen. Führt man sich das vor Augen, kann schon in wenigen einfachen Steps eine große Veränderung erzielt werden. Und das Wichtigste: Diese Veränderung ist nachhaltig, wenn Sie sich bewusst dazu entscheiden!

Versuchen Sie, Ihr Verhalten bewusst zu reflektieren:

- Habe ich mich in dieser Situation richtig verhalten?
- Was könnte ich beim nächsten Mal anders oder besser machen?
- Wie nimmt das Gegenüber mich wahr?
- Wie verhält sich mein Gegenüber und warum?
- Was kann ich Gutes in der Situation erkennen?
- Hätte ich besser oder anders handeln können?

Die Regeln des positiven Denkens

Wir haben Ihnen schon einige Tricks zum positiven Denken an die Hand gegeben. Trotzdem bedeutet positives Denken nicht, die Augen vor den negativen Dingen zu verschließen und diese völlig auszublenden. Dies möchten wir an dieser Stelle noch einmal deutlich betonen. Denn das ist die oberste Regel für ein positives Mindset: Versuchen Sie nicht, mit Macht positiv zu sein. Schlechte Laune oder negative Gefühle dürfen auch mal sein, solange Sie sich ihnen nicht völlig hingeben und in der Lage sind, ihre Ursache zu erkennen. Und da wären wir auch schon bei der zweiten Regel: Laufen Sie nicht verblendet und weltfremd durch die Welt, nur um zu lächeln. Es ist in Ordnung, wenn Sie mal einen schlechten Tag haben. Wichtig ist vielmehr, die Dinge realistisch zu sehen. Und ja – dann darf auch einfach mal etwas schlecht laufen. Positives Denken bedeutet nämlich vielmehr, die Realität zu erkennen und durch eine Fokussierung auf das Positive so zu lenken, dass das Leben schöner wird. Durch die Beachtung dieser simplen Regeln wird es Ihnen möglich sein, Ihre Zeit auf die guten Dinge im Leben zu verwenden und selbst zu entscheiden, worauf Sie sich konzentrieren wollen.

Das positive Lebensgefühl steigern

Mittlerweile ist Ihnen sicherlich klar, welch großen Einfluss die gedankliche Bewertung einer Situation auf unsere Gefühle hat. Positives Denken bedeutet deshalb auch, im Leben erfolgreicher zu sein. Dieser Erfolg kann sich sowohl im privaten, als auch im beruflichen Alltag zeigen. Die US-amerikanische Psychologin Barbara Fredrickson machte dazu ein spannendes Experiment. In ihren Untersuchungen zeigte sich, dass positive Gedanken den Horizont eröffnen und die Menschen offen für Neues machen. Das liegt wohl daran, dass ein positiv denkender Mensch keine Angst vor dem Haben muss, was kommt. Er ist davon überzeugt, dass immer etwas Gutes folgen wird und dass alles einen Sinn hat – egal, wie es ausgeht. Wer Neuem stets positiv entgegenblickt, hat natürlich auch deutlich mehr Möglichkeiten. Und die nimmt er dann auch wahr. Diese Annahme gilt sowohl im Beruflichen, als auch im Privaten. Dadurch entsteht auch hier ein Kreislauf, bei dem Gutes auch Gutes bedingt. Die sogenannte Broaden&Build-Theorie beschreibt, wie durch ein positives Mindset der Verstand erweitert und die Fähigkeiten ausgebaut werden. Für den Anwender dieser Denkweise hat das Ganze also nur positive Effekte – und das Lebensgefühl wird deutlich ins Positive gesteigert. Freundschaften werden ehrlicher, Beziehungen werden fester und im Job wird es ebenfalls laufen, weil Sie auf Ihren Erfolg vertrauen und selbstsicher wissen, was Sie können.

Haben Sie etwas noch nie gemacht, weil Sie sich einfach nicht getraut haben? Machen Sie doch einfach mal einen Fallschirmsprung oder fahren Sie mit einer Achterbahn. Sie werden sehen: Ängste und Sorgen hinter sich zu lassen, kann eine wahre Befreiung sein!

Von innerer Unruhe zum inneren Frieden

Innerer Frieden bedeutet, dass Sie Ihr Leben bewusst und nach den eigenen Vorstellungen gestalten. Es finden keine Konflikte in Ihnen statt – das gelingt also nur, wenn Sie mit sich selbst im Reinen sind. Um diesen Zustand zu erreichen, müssen nicht nur die Gedanken, sondern auch die umgebenden Einflüsse dem Positiven zugewandt sein.

Dass unsere Gedankenwelt für unser Wohlbefinden maßgeblich ist, sollte mittlerweile hinreichend bekannt sein. Aber trotzdem kann es immer mal vorkommen, dass Sie auch mit einem positiven Mindset die Situation nicht mehr retten können. Jeder von uns kennt diese Tage, an denen nichts gelingen will und man sich einfach nur unter der Bettdecke verkriechen möchte.

Das kann natürlich eine Lösung sein, um den Problemen des Alltags aus dem Weg zu gehen – doch wir haben noch eine viel bessere Alternative in petto: Inneren Frieden. Innerer Frieden beschreibt eine Lebenshaltung, die zu mehr Gelassenheit, Entspannung und Harmonie führt. Innerer Frieden ist also noch viel weitreichender und umfassender, als das positive Mindset. Es gehören neben den Gedanken noch weitere Komponenten dazu.

Wer den inneren Frieden findet, ist in der Lage, im Moment zu leben und sich nicht durch Erinnerungen aus der Vergangenheit oder Gedanken an die Zukunft beirren zu lassen. Grübeln und Zweifeln werden durch den inneren Frieden beseitigt. Wer mit sich den inneren Frieden geschlossen hat, ist nicht von seinen Mitmenschen und deren Wohlwollen abhängig, sondern in allen Lebenslagen seines eigenen Glückes Schmied – und das weiß er auch. So machen Sie sich nicht länger abhängig von den Gefühlen oder Launen anderer und finden Zufriedenheit durch sich selbst. Innerer Frieden meint auch, dass Sie sich selbst reflektieren und um Ihre Stärken wissen. Sie kennen aber sehr wohl auch Ihre Schwächen – und nehmen diese als zu Ihnen gehörig an. So können Sie Verantwortung für Entscheidungen und Handlungen übernehmen und müssen auf niemanden außer sich selbst vertrauen.

Die Suche nach innerer Gelassenheit und Harmonie von Körper und Geist ist, genau wie ein positives Mindset, keine leichte Sache. Es dauert eine Weile, bis Sie in den Prozess hineinfinden und verstehen, worum es eigentlich geht. Doch wenn Sie sich auf diesen Lernprozess einlassen, werden Sie schon bald mehr Wohlbefinden erreichen.

Die Vergangenheit akzeptieren: Jeder Mensch hat eine Vergangenheit – und nicht immer ist alles glattgelaufen. Das ist vollkommen okay und gehört einfach zu Ihrem Leben dazu. Unsere Vergangenheit hat uns geprägt und zu dem Menschen gemacht, der wir heute sind. Und auch, wenn unsere Vergangenheit uns verbindet, gehen wir alle unterschiedlich mit ihr um. Manche Menschen suchen noch nach Jahren Entschuldigungen für ihr Verhalten in der Vergangenheit oder machen schmerzhafte Erfahrungen immer und immer wieder zum Thema. Doch das ist nicht gut. Lassen Sie die Vergangenheit endlich ruhen und lösen Sie sich von den damit verbundenen Erinnerungen. Akzeptieren Sie, was geschehen ist und nehmen Sie es als gegeben hin. Sie können die Vergangenheit ohnehin nicht ändern – Sie können nur das Beste daraus machen.

Vergeben können: Jemandem zu vergeben, ist ein Zeichen von innerer Stärke. Vergebung bedeutet nicht, dass Sie eine Tat nun gut finden oder vergessen müssen. Sie nehmen sie einfach an. Das muss überhaupt nicht im großen Stil stattfinden, sondern kann auch im Stillen ganz für Sie allein geschehen. Versuchen Sie, aus der Erfahrung etwas Gutes zu ziehen und gestärkt aus ihr hervorzugehen.

Nicht aufregen: Wenn Sie sich über andere Menschen oder eine Situation aufregen, verbrauchen Sie eine Menge Energie. Doch in den meisten Fällen haben Sie ohnehin keine Chance, das Ganze zu beeinflussen. Die Aufregung ist also komplett vergebens – und Sie können Sie sich eigentlich sparen. Das ist natürlich leichter gesagt, als getan. Denn in manchen Situationen werden wir einfach von unseren Emotionen übermannt und Zorn, Wut oder Empörung bahnen sich ihren Weg. Meditation kann in solchen Situationen Abhilfe schaffen. Durch das Meditieren lernen Sie, eine Situation neutral zu bewerten und sich und ihre Gedanken objektiv zu beobachten. Sie werden schon bald in der Lage sein, nicht so impulsiv zu reagieren und sich nicht von Ihren Gefühlen regieren zu lassen. Stress und Ängste werden reduziert und Sie schaffen es, sich weniger aufzuregen.

Stille genießen: In vielen Situationen versuchen wir, uns von unseren Gefühlen abzulenken. Wir umgeben uns dann mit Menschen oder stürzen uns in Aufgaben, um nicht weiter nachdenken zu müssen. Doch wir müssen lernen, auch mit Stille umgehen zu können. Weil es ohnehin nicht möglich ist, ewig vor Entscheidungen oder Problemen wegzulaufen, sollten Sie sich bewusst diesen Situationen aussetzen. In Stille können wir besonders gut nachdenken – und das ist auch gut so. Nehmen Sie sich ganz bewusst die Zeit, ab und zu in Gedanken zu schwelgen und das Chaos im Kopf zu ordnen. In diesen Phasen sollten äußere Einflüsse möglichst ferngehalten werden. Ein einsamer Spaziergang in der Natur ist zum Beispiel eine gute Möglichkeit, um einfach mal unerreichbar für andere zu sein und das Handy zu Hause zu lassen.

Bewusst leben: Es ist wichtig, den Moment zu genießen. Aber häufig sind wir mit unseren Gedanken ganz woanders. In unserer schnelllebigen Zeit, in der wir viele Aufgaben und Herausforderungen zu meistern haben, bleibt das nicht aus. Viel zu oft verlieren wir uns selbst, wenn wir versuchen, den Stress zu bewältigen. Umso wichtiger ist es, sich das Glück des Jetzt bewusst zu machen. Durch Achtsamkeit können Sie das Bewusstsein für den Moment stärken. Versuchen Sie, sich selbst und Ihre Umgebung wahrzunehmen. Achten Sie dabei auch auf die kleinsten Details und genießen Sie Kleinigkeiten. Was hören, fühlen, riechen oder schmecken Sie? Was können Sie sehen?

Auf das Wesentliche beschränken: Minimalismus bedeutet nicht zwangsläufig, mit wenig zu leben. Es heißt vielmehr, dass man sich auf das Wesentliche konzentriert und unnötigen Ballast abwirft. Was für den einzelnen Menschen als unnötig betrachtet wird, ist also individuell. Zu viel kann einfach belastend sein. Schaffen Sie Platz für die wichtigen Dinge und nehmen Sie diese bewusst wahr. Es kann befreiend und entlastend wirken, sich von Dingen zu trennen. Minimalismus muss aber längst nicht auf den materialistischen Lebensbereich beschränkt sein. Manchmal kann es zum Beispiel auch sehr guttun, den Freundes- oder Bekanntenkreis einmal gründlich zu entrümpeln. Zu viel Besitz oder Einflüsse erzeugen einfach Stress, den wir nicht gebrauchen können. Unser Gehirn kann all die Erfahrungen und Eindrücke, Gefühle und Empfindungen gar nicht verarbeiten und ist deshalb schnell überfordert. Die Konzentration auf das Wesentliche und das Vermeiden von Energiefressern ist daher ein wichtiges Ziel, um zu innerem Frieden zu finden.

Fragen Sie sich:

- Was schränkt mich ein?
- Was hält mich auf?
- Was raubt mir Energie?
- Was regt mich auf?
- Was beschäftigt mich?

Eigene Verhaltensänderung vornehmen

Die bewusste Steuerung unserer Denkweise hat einen weiteren Effekt: Wir lernen, dass wir Herr über unsere Gefühle sind. Wir sind uns unseres Selbst bewusst. Ein starkes Selbstbewusstsein meint in diesem Sinne daher nicht, dass man mit erhobenem Haupt durch die Gegend läuft und sich anderen überlegen fühlt, von sich überzeugt ist oder sich uneingeschränkt sicher fühlt. Es bedeutet viel eher, dass man sich über sich und seine Gefühle im Klaren ist – und eben bewusst handelt. Es meint, mit sich und seinen Gedanken und Taten im Reinen zu sein und voll hinter dem zu stehen, was man tut. Je besser Sie die Gedankenkontrolle beherrschen, desto bewusster sind sie sich ihrer Selbst. Je bewusster sie sich Ihrer Selbst sind, desto mehr positives können Sie erleben. Sie ziehen das Gute im Leben magisch an. Nur wer von innen glücklich ist, kann auch von außen Glück erleben. Anders herum funktioniert dieser Grundsatz jedoch nicht! Deshalb müssen Sie die eigene Verhaltensänderung selbst vornehmen und dürfen Ihr Glück nicht anderen überlassen. Durch das gezielte Umdenken zu einem positiven Mindset können Sie eine Verhaltensänderung in allen Lebensbereichen erzielen. Einfach weil Sie viel offener und zufriedener in alle Situationen hineingehen, sich Menschen zuwenden und Ihr Glück auch auf andere übertragen. Die Erfolge, die sich durch das neue Mindset einstellen, werden das gesamte Leben positiv beeinflussen.

Glaubenssätze überwinden

Negative Gedanken beeinflussen uns ebenso, wie es positive tun. Das ist in allen Lebenslagen und ohne Ausnahmen der Fall. Deshalb sind schlechte Gedanken auch dafür verantwortlich, wenn wir uns schlecht fühlen. Sie sind der Ursprung schlechter Laune, Traurigkeit oder Wut. Auch Neid entsteht nur, weil wir jemand anderem sein Glück nicht gönnen – eine wirklich unsympathische Eigenschaft. Sorgen, Zweifel, Ängste und sogar Hassgefühle... all das wird nur ausgelöst, weil wir einer Situation negativ gegenüberstehen. Dabei ist es gar nicht nötig, dass wir uns lange oder intensiv mit der Negativität beschäftigen. Oft reicht schon ein kurzer Gedanke an etwas Schlechtes, um sich in dieses Gefühl richtig hineinzusteigern. Je mehr wir dies tun, desto schlechter fühlen wir uns. Diesen Zustand gilt es zu überwinden.

Das Ziel sollte deshalb immer sein, sich von einer negativen Grundeinstellung loszusagen und zu versuchen, allen Dingen etwas Gutes abzugewinnen – und sei es noch so klein. Jede Situation, jedes Handeln, alle Taten und Worte haben etwas Gutes an sich – und wenn es nur die Tatsache ist, dass wir aus ihnen etwas lernen können. Deshalb ist es wichtig, dass wir auch schwere Situationen meistern. Jeder von uns gerät irgendwann zwangsläufig in eine solche Situation. Streit, Krankheiten, Trennungen und andere Sorgen, Krankheiten oder schlimme Schicksalsschläge – sie lassen sich nicht vermeiden und gehören zum Leben einfach dazu. Aber wenn wir lernen, mit ihnen umzugehen und unsere Resilienz steigern, wird sich unsere Grundeinstellung verändern. Und mit einer positiven Grundeinstellung ist es wiederum leichter, die kommenden Herausforderungen zu meistern. Beim nächsten Mal werden Sie zum Beispiel wissen, wie Sie bei einem Streit besser reagieren oder mit Ihrer Trauer umgehen können, weil Sie dazugelernt haben. Sich von den negativen Glaubenssätzen zu lösen, ist ein wichtiger Schritt in die richtige Richtung – hin zur Resilienz und zu einem der Situation angemessenen Verhalten.

Wie Sie sehen, bedingen sich auch bei einem negativen Mindset die Gedanken und Gefühle unmittelbar– es kann also nur besser werden, wenn Sie Ihre Einstellungen grundlegend und in allen Bereichen überwinden. Wie Ihnen das mithilfe der Resilienz gelingt, werden Sie im späteren Verlauf des Ratgebers noch erfahren.

Innere Blockaden überwinden

Fast alle Menschen werden durch innere Blockaden in ihrem Verhalten gehemmt. Vielleicht denken Sie nun „Ich habe keine inneren Blockaden", denn den meisten von uns sind ihre Schwächen gar nicht bewusst. Doch diese Annahme wird mit ziemlicher Sicherheit nicht zutreffend sein. Vielmehr neigen wir dazu, unsere Blockaden im Innern überhaupt nicht wahrzunehmen. Deshalb müssen Sie zunächst herausfinden, ob Sie etwas blockiert und was es ist. Negative Gefühle wie Neid, Hass, Wut oder Trauer hemmen uns nämlich stark in unserer Leistungsfähigkeit und schränken uns deshalb in unseren Möglichkeiten ein. Die sogenannten Effizienzblockaden müssen deshalb so weit wie möglich aus unserem Alltag entfernt werden – und dies so schnell wie möglich.

Der beste Lösungsansatz für das Problem ist die Selbstreflexion. Sie müssen herausfinden, in welchen Situationen Sie sich selbst im Weg stehen und wie sich die Blockade äußert. Das ist gar nicht so einfach, denn wir versuchen in der Regel, entsprechenden Situationen aus dem Weg zu gehen. Wenn wir gehemmt oder blockiert sind, wollen wir uns unseren Ängsten gar nicht erst aussetzen. Deshalb sind uns diese Blockaden auch nicht bewusst, denn wir konfrontieren uns gar nicht erst mit ihnen. Das wir ihnen aus dem Weg gehen, ist und ebenfalls nicht klar. Das geschieht so automatisch, dass wir es überhaupt nicht merken. Versuchen Sie also zu erkennen, vor welchen Situationen Sie sich bewusst verstecken und welchen Entscheidungen Sie möglichst häufig aus dem Weg gehen. Wenn Sie in einer Situation zum Beispiel scheinheilige Gründe vorschieben, um sich ihr nicht aussetzen zu müssen, ist dies ein guter Indikator für eine innere Blockade. Freunde und Bekannte zu befragen, kann ebenfalls bei der Selbstreflexion helfen. Sie können Ihr Verhalten in der Regel objektiver beurteilen und als Außenstehende gut beobachten, wann Sie sich einer Situation entziehen oder gehemmt reagieren.

Wir haben ja bereits beschrieben, dass zur Besinnung auf das eigene Ich und das Sortieren der Gedanken Meditation und Entspannung sehr wichtig sind. Ein entspanntes Umfeld ist für das Lösen der inneren Blockaden von großer Bedeutung, denn es wird nicht einfach sein, sich der Situation zu stellen. Sie müssen sich wohl und sicher fühlen, wenn Sie sich mit Ihren Ängsten auseinandersetzen. Sie müssen nun die Gefühle zulassen, die Sie die ganze Zeit unterdrückt haben – das kann sehr überwältigend sein und Sie im ersten Moment überfordern. Da Sie sich für lange Zeit vor den Gefühlen gedrückt haben, ist das Empfinden sehr ungewohnt.

In einigen Fällen ist es daher sogar besser, einen Experten zurate zu ziehen. Tief sitzende Blockaden, die zum Beispiel durch ein Trauma ausgelöst wurden, können nicht durch die eigene Kraft bewältigt werden. In einem solchen Fall sollten Sie eine professionelle Therapie in Erwägung ziehen und einen Therapeuten kontaktieren.

Negative Erfahrungen, die Sie in der Vergangenheit gemacht haben, können die Ursache einer inneren Blockade sein. Um diese zu lösen, müssen Sie mit der belastenden Erinnerung abschließen. Wie das am besten geht, wird Ihnen in diesem Ratgeber ausführlich erläutert, damit Sie zur inneren Ruhe finden können.

Versuchen Sie außerdem, sich gezielt mit der Blockade zu konfrontieren. Flüchten Sie nicht vor Ihren Gefühlen, sondern überlegen Sie, was Sie nach dem Bewältigen erwartet. Was würde passieren, wenn Sie die Angst jetzt einfach einmal aushalten? Vielleicht wartet am anderen Ende ja der Erfolg?

In den meisten Fällen ist es nämlich gar nicht die Situation an sich, die uns blockiert – es ist die Art und Weise, wie wir über diese Situation denken. Wir müssen einfach unsere Sichtweise ändern. Kommt

Ihnen das bekannt vor? Genau, hier verhält es sich genau wie mit dem positiven Mindset: Gutes wird Gutes bedingen.

Burnoutvorsorge

In unserer Gesellschaft ist Leistung (leider) ein bedeutender Faktor, an dem sich Menschen messen. Wer mithalten möchte, muss einen guten Job machen und Erfolge vorweisen – jedenfalls ist das der Eindruck, den viele Menschen haben. Das führt dazu, dass die Arbeitswochen immer länger werden und sich viele so übernehmen, dass eine Pause zum Fremdwort wird. Was folgt, sind Stress, Überlastung und Überforderung. In der ersten Zeit ist dieser Zustand einfach nur anstrengend. Es wird Ihnen aber immer schwerer fallen, der wachsenden Belastung standzuhalten. Doch wenn Sie die Zeichen von Körper und Geist nicht beachten, kann der Stress sich sogar in ernsthaften Krankheiten äußern und im sogenannten Burnout enden.

Dem Phänomen des Burnouts gilt es deshalb dringend vorzubeugen. Wir möchten Ihnen ein paar Tipps an die Hand geben, mit denen Sie eine Überbelastung vermeiden:

1) Schlafen Sie ausreichend, um für die Herausforderungen des Tages gewappnet zu sein. Auch wenn Sie der Meinung sind, mit wenig Schlaf auszukommen, ist ein regelmäßiger und ausreichender Schlaf unerlässlich, wenn Sie leistungsfähig sein wollen. Um den Schlaf möglichst erholsam zu gestalten, sollten Sie außerdem Medienkonsum vor dem Schlafengehen vermeiden und nichts essen, was schwer im Magen liegt.

Und es gibt noch einen Geheimtipp: Wer nachts nicht die Möglichkeit hat, ausreichend zu schlafen, kann mit einem sogenannten Power-Nap für zusätzliche Erholung sorgen. Der 20-minütige Schlaf auf der Couch oder im Bett um die Mittagszeit kann für neue Energie sorgen und ist besonders effizient.

2) Nehmen Sie sich bewusst einen Tag frei. An diesem Tag sollten Sie wirklich abschalten, sich Zeit für sich nehmen und Dinge tun, die Ihnen Freude bereiten. Wir haben häufig das Gefühl, ständig erreichbar sein zu müssen. Doch dem ist nicht so! Sie sind nicht unverzichtbar und Ihre Arbeitskollegen, Freunde oder Familie werden auch einen Tag ohne Sie zurechtkommen. Ein freier Tag macht nämlich nur Sinn, wenn Sie sich wirklich vom Stress des Alltags lossagen – sonst werden Sie niemals wirklich abschalten können. Auch wenn es schwerfällt: Zwingen Sie sich dazu, unerreichbar zu sein. Schon bald werden Sie merken, wie gut es Ihnen mit diesen regelmäßigen Pausen geht.

3) Ernähren Sie sich gesund und bewusst. Eine ausgewogene Ernährung versorgt Sie mit den wichtigsten Nährstoffen und lässt Sie gesund und fit den Tag bestreiten. Auch wenn Sie kein großer Fan von Obst und Gemüse sind, sind die enthaltenen Vitamine wirklich wichtig für Körper und Geist. Sie haben mehr Energie und Ihr Körper verbraucht nicht so viel Energie darauf, die ungesunden Nahrungsmittel zu verstoffwechseln. Aber nicht nur die Nahrung an sich ist entscheidend: Es ist auch wichtig, sich für das Essen Zeit zu nehmen. Schlingen Sie nicht, sondern essen Sie bewusst. Statt vieler kleiner Snacks sollten Sie regelmäßige Mahlzeiten zu sich nehmen, um Stress zu vermeiden. Wer das Essen optisch ansprechend anrichtet, wird es noch mehr zu genießen wissen.

Depressionsvorsorge

Wie der Burnout ist auch die Depressionen eine echte Volkskrankheit. Viele Menschen leiden darunter – und die Dunkelziffer ist immens hoch. Das lässt sich vor allem dadurch erklären, dass depressive Menschen sich häufig in ihren negativen Gedanken verlieren und sich immer weiter zurückziehen. Die soziale Isolation ist eine häufige Folge von Depressionen. Doch wenn man mit niemandem spricht, kann die Depression auch durch niemanden erkannt werden. Depressionen bleiben deshalb vom Umfeld oft unbemerkt – zumal viele Depressive echte Meister darin sind, ihre wahren Gefühle zu verstecken.

Depressionen lassen sich nicht immer auf eine Ursache zurückführen und sind für andere Menschen nicht zwangsläufig nachvollziehbar. Das ist auch der Grund, weshalb sich viele Betroffene nicht trauen, mit ihren Problemen offen umzugehen. Sie befürchten, nicht verstanden zu werden oder haben bereits die Erfahrung gemacht, dass andere sie missverstehen.

Wer einmal in einer Depression gefangen ist, findet selbstständig nur schwer einen Weg heraus. Da es sich um eine Krankheit handelt, kann man von den Betroffenen auch nicht einfach erwarten, dass sie ihr Denken ändern. So einfach ist es leider nicht. Wenn Sie das Gefühl haben, dass Sie sich allein nicht mehr von Ihrem negativen Mindset lösen können und sich bereits in einer Depression befinden, sollten Sie in jedem Fall einen Spezialisten hinzuziehen. Eine richtige Depression sollte unbedingt therapeutisch behandelt werden und bedarf professioneller Hilfe!

Eine Depression kann wirklich jeden Menschen treffen. Niemand ist vor diesem Krankheitsbild sicher – und jeden von uns kann plötzlich und unerwartet ein Schicksalsschlag treffen, der uns in ein tiefes Loch fallen lässt oder das Fass zum Überlaufen bringt. Deshalb ist es wichtig, ihr vorzubeugen. Es ist sinnvoll, sich auf die schönen Dinge des Lebens zu besinnen und sich Zeit für die Sachen zu nehmen, die Ihnen Freude bereiten. Genießen Sie den Moment ganz bewusst und sehen Sie in allem das Gute. Das kann für Jeden etwas anderes sein. Jeder Mensch hat andere Dinge, die ihn glücklich machen und das ist völlig in Ordnung. Machen Sie sich einfach bewusst, wie wertvoll das Leben ist und tun Sie sich selbst etwas Gutes: Hören Sie mal wieder Ihre Lieblingsmusik, pflegen Sie soziale Kontakte, erleben Sie unvergessliche Momente mit Ihren Freunden und Ihrer Familie. Versuchen Sie einfach, möglichst viel Zeit damit zu verbringen, glücklich zu sein. Das Glück kann auch darin bestehen, anderen Menschen eine Freude zu machen und ihnen eine erfüllte Zeit zu schenken. Viele Menschen finden darin ihre Erfüllung. Wenn dem auch in Ihrem Falle so ist, dann ist das gut so -hauptsache Sie tun, was Ihnen Freude macht. Entspannung, viel Schlaf und Bewegung sind ebenfalls gut und wichtig für die Seele. So haben Sie gar keine Zeit für Depressionen – und bieten der Negativität keinen Raum.

Ängste überwinden

Neben Depressionen leiden viele Menschen unter enormen Ängsten. Das eine kann das andere bedingen, aber auch unabhängig voneinander auftreten. Unsere Ängste hemmen uns extrem. Sie vermeiden, dass wir uns frei entfalten können und schränken und in unserem Denken und Handeln ein. So können wir natürlich auch nicht glücklich sein. Durch Ängste werden Emotionen, Gedanken und Gefühle blockiert. Wir trauen uns einfach nicht, sie zuzulassen. Das ist auf Dauer sehr belastend und zieht einen Rattenschwanz der Negativität hinter sich her.

Und es gibt noch ein großes Problem: Ängste lassen sich nicht immer greifen. Viele Betroffene wissen nicht einmal, wovor sie sich überhaupt fürchten. Die Angst kann sich auch aus verschiedenen Komponenten zusammensetzen, sodass man ihren Ursprung längst nicht mehr erkennen kann. Außerdem gibt es Ängste vor allem. Manche Menschen haben panische Angst vor Enge, andere vor Höhe. Wieder andere fürchten sich vor Spinnen und einige davor, einen schlimmen Verlust zu erleiden. Wenn die Angst krankhaft wird, dann sprechen wir nicht von ein bisschen Kummer oder ein paar rationalen Sorgen – dann wird die Angst irrational und so enorm, dass sie sich nicht mehr bändigen lässt.

Solche krankhaften Ängste können jeden Menschen treffen und sind für die Personen in seinem Umfeld oft nicht nachvollziehbar. Weil die Angst für sie nicht rational erklärbar ist, bringen sie kein Verständnis auf. Fehlende Nachvollziehbarkeit von außerhalb macht die Sache nicht leichter, denn die Betroffenen fühlen sich missverstanden, ziehen sich zurück und schämen sich für ihre Ängste. Hier ist das Verhalten ähnlich dem bei Depressionen.

Ängste können also auch richtig krankmachen. Dabei ist allein die Angst vor der Angst schon ein großes Problem.

Um der Übermacht der Angst keine Chance zu geben, gibt es einige Möglichkeiten, ihr vorzubeugen. Meditation oder Yoga sind gute Hilfen, um Körper und Geist in Einklang zu bringen. Mit Atemübungen können Sie ebenfalls Panikattacken vorbeugen und sich selbst zur Ruhe bringen. Generell eignen sich alle Übungen, mit denen Sie sich gut auf sich und Ihren Körper besinnen können, zur Vorbeugung von Ängsten.

Energiefresser herausfinden und bewältigen

Nicht nur die täglichen Aufgaben und Herausforderungen des Alltags beanspruchen uns. Oft rauben uns auch Menschen unsere Energie. Diese Erkenntnis ist vor allem dann hart, wenn es sich um gute Freunde handelt – oder Menschen, die wir für solche gehalten haben. Und solche Energiefresser sind auch nicht immer auf den ersten Blick zu erkennen. Vor allem, weil wir davon ausgehen, dass uns diese Menschen eigentlich guttun sollten, denken wir nicht daran, dass sie uns unsere Energie rauben könnten. Darüber sollten wir aber viel öfter nachdenken und bewusst reflektieren, ob und inwiefern uns jemand guttut. Für Ihr ganz persönliches Glück ist es aber wichtig, dass Sie sich nur mit Personen und Dingen umgeben, die für Sie gut sind und zu mehr Wohlbefinden führen. Ist dies nicht der Fall, gilt es die Situation dringend zu hinterfragen.

Wer Ihnen guttut und wer nicht, wer Sie glücklich macht und wer nicht – das müssen Sie selbst herausfinden. Die Wahrnehmung ist ganz individuell und auch eine Grenze ist zu unterschiedlichen Zeitpunkten erreicht. Manche finden einen Besserwisser vielleicht gar nicht so anstrengend, während andere in seiner Gegenwart zunehmend genervt sind. Wichtig ist nur, dass Sie an sich und Ihr eigenes Wohl denken, wenn Sie sich für oder gegen eine soziale Beziehung entscheiden.

Energiefresser im beschriebenen Sinn können ganz unterschiedliche Menschen sein. Menschen, die immer alles besser wissen, sind nicht nur unglaublich anstrengend, sondern geben Ihnen auch das Gefühl, minderwertig oder dumm zu sein. Manche machen das unbewusst, weil sie einfach diese belehrende Art an sich haben. Andere sind tatsächlich davon überzeugt, dass sie Ihnen noch etwas beibringen müssten und halten Sie wirklich für dumm. Sie können das vielleicht eine Weile ertragen, doch irgendwann wird Sie der Umgang mit einer solchen Person nur noch belasten. Aus einem Treffen oder einer Unterhaltung ziehen Sie dann keinen Mehrwert – und spätestens hier ist der Punkt erreicht, an dem man sich von einer Person lösen sollte. Gleiches gilt für solche Menschen, die andere emotional erpressen. Solche Menschen werden Ihnen ein schlechtes Gefühl vermitteln, wenn Sie nicht in deren Sinne handeln. Emotionale Erpressung besteht zum Beispiel darin, vom Gegenüber eine bestimmte Antwort zu erwarten oder bewusst Mitleid zu erregen. Ein solches Gegenüber ist für Sie sehr belastend, da Sie keine Chance auf einen eigenen Willen haben und nicht mehr aus freien Stücken handeln können – das ist definitiv keine Basis, auf der eine Freundschaft aufbauen sollte. In einer solchen sollte man eine eigene Meinung haben dürfen und kein schlechtes Gewissen haben müssen. Und bedenken Sie immer eine Sache: Sie sind nicht der Mülleimer für die Sorgen anderer. Menschen, die Ihnen mit ihrem Leid die Ohren voll jammern, aber nicht nach Ihrem Befinden fragen, sind nur eine Last. Sie werden dadurch nur selbst heruntergezogen, bekommen schlechte Laune und verschwenden Ihre Zeit für negative Gedanken der anderen. Diese Menschen, die zu den beschriebenen Energiefressern gehören, sind allesamt nicht am Wohl anderer interessiert, sondern nur bestrebt, ihre eigenen Bedürfnisse zu erfüllen. An Ihrem Wohlbefinden haben Sie eigentlich überhaupt kein Interesse – sie sind nur am eigenen Glück interessiert.

Vielleicht denken Sie beim Lesen dieses Kapitels, dass Sie auch den einen oder anderen Menschen dieser Art kennen? Oft fällt einem dies erst auf, wenn die Umstände bewusst vor Augen geführt werden. Das ist ganz normal und die meisten von uns haben tatsächlich mindestens einen Energiefresser in ihrem näheren Umfeld. Oft sind wir jedoch so verblendet, dass wir das gar nicht oder zu spät erkennen. Und natürlich wollen wir den Umstand auch nicht wahrhaben, dass ein vermeintlicher Freund eigentlich überhaupt nicht an uns interessiert ist. Eigentlich ist es aber recht einfach, einen Energiefresser zu erkennen: Einen Energiefresser erkennt man relativ schnell, wenn man ein Treffen oder ein Gespräch im Nachhinein nochmal reflektiert und nicht jede Situation einfach unüberlegt hinnimmt. Wenn Sie sich bewusst Gedanken über Ihr Umfeld machen, werden auch Sie das sehr schnell merken. Nun gilt es, solche Menschen von sich fernzuhalten oder sie auf ihr Verhalten aufmerksam zu machen. Senden Sie eindeutige Signale die zeigen, dass Sie mit dem Verhalten des Gegenübers so nicht einverstanden sind und sich nicht weiter so behandeln lassen. Manchmal ist den Energiefressern zum Beispiel gar nicht bewusst, dass sie nur von sich reden und Ihnen nicht die Möglichkeit bieten, auch mal zu Wort zu kommen. Sollten die betreffenden Personen jedoch nicht einsichtig sein, bleibt Ihnen nur eins: Distanzieren Sie sich zu Ihrem eigenen Wohle von ihnen.

Selbstliebe und Selbstvertrauen aufbauen

Viele Menschen haben ein sehr geringes Selbstwertgefühl. Das ist wirklich schade und in den meisten Fällen unbegründet. Denn jeder Mensch ist doch etwas wert und hat besondere Fähigkeiten, Talente oder Eigenschaften, die ihn einzigartig machen. Der Selbstwert ist der Wert, den Sie sich selbst geben. Er beschreibt deshalb gut, wie Sie über sich selbst denken.

Menschen mit einem ausgeprägten Selbstwert sind von sich überzeugt. Sie finden sich gut, so wie sie sind und glauben, alles schaffen zu können. Das ist eigentlich sehr gesund – denn wir wissen ja, dass positives Denken positive Ergebnisse nach sich zieht. Trotzdem neigen solche Menschen dazu, sich zu überschätzen. Die Grenze zwischen gesundem Selbstvertrauen und Selbstüberschätzung ist recht eng.

Ein Mensch, der vollkommen von sich überzeugt ist, wirkt auf andere schnell arrogant und abgehoben. Seien Sie stattdessen sicher und vertrauen Sie in Ihre Fähigkeiten, ohne damit hausieren zu gehen.

Es ist völlig ausreichend, wenn Sie selbst um Ihr Können wissen.

Selbstvertrauen und die Liebe zum eigenen Ich lassen sich bewusst steigern. Das ist vor allem deshalb nicht so einfach, weil viele Menschen ein Problem damit haben, über sich selbst zu sprechen. An anderen Menschen sehen wir oft viel Gutes, tolle Eigenschaften und Dinge, die uns optisch gefallen. Doch sprechen wir über uns, dann ist es uns unangenehm, uns selbst zu loben oder schön zu finden. Der Grund dafür ist einerseits die Sorge, von der Gesellschaft als arrogant wahrgenommen zu werden. Andererseits fürchten wir uns davor, von uns selbst enttäuscht zu werden, wenn wir zu tief in unser Inneres abtauchen und uns intensiv mit uns selbst zu beschäftigen.

Den Selbstwert steigern

Wer bereits in der Kindheit Mobbing oder wenig Liebe erfahren hat, leidet häufig unter einem geringen Selbstwertgefühl. Auch als Erwachsener ändert sich dieser Zustand dann in der Regel nicht. Das führt dazu, dass solche Menschen um jeden Preis Anerkennung von anderen bekommen wollen. Sie wissen nicht um ihren eigenen Wert und würden alles tun, um endlich dazuzugehören und nicht erneut Ablehnung zu erfahren. Menschen mit einem gesunden Selbstwertgefühl haben dies nicht nötig. Sie wissen um ihren Wert und sind so sicher, dass sie anderen nicht gefallen müssen, um glücklich zu sein. Ein gesundes Selbstwertgefühl ist daher wichtig, um zufrieden und unabhängig durchs Leben zu gehen. Wenn Sie unter einem geringen Selbstwert leiden, können Sie gezielt etwas dagegen unternehmen.

Die Beschäftigung mit dem eigenen Ich ist notwendig, wenn wir unseren Selbstwert steigern wollen. Stellen Sie sich einfach mal vor einen Spiegel, sehen Sie sich selbst tief in die Augen und flirten Sie ein wenig mit dem Gegenüber. Was gefällt Ihnen besonders gut? Wenn Sie nah an den Spiegel herantreten, fallen Ihnen auch kleine Details ins Auge, die Sie sonst vielleicht gar nicht wahrnehmen. Es fühlt sich an, wie das Abtauchen in das eigene Ich. Horchen Sie einmal in sich hinein – fühlt sich doch eigentlich ganz gut an, oder?

Um den Selbstwert bewusst zu steigern ist es hilfreich, möglichst viel Verantwortung für sich und andere zu übernehmen. Das Halten eines Tieres bringt einige Aufgaben mit sich, die es zu meisten gibt. Auch das Großziehen von Kindern kann den Selbstwert steigern – sehen Sie sich doch einmal an, was für tolle und eigenständige Wesen Sie geschaffen haben. Wichtig ist auch: Nehmen Sie sich selbst nicht so ernst. Fehler und Macken lassen sich viel besser wegstecken, wenn man sie mit Humor nimmt. Und niemand wird Sie dafür verurteilen, wenn Sie selbst am lautesten darüber lachen. Im Gegenteil: Wer sich selbst nicht zu ernst nimmt, wirkt auf andere sympathisch und selbstbewusst. Denn man geht automatisch davon aus, dass dieser

Mensch es sich leisten kann, zu seinen Fehlern zu stehen. Haben Sie keine Angst davor, scheitern zu können, sondern probieren Sie es einfach mal aus. Was soll denn schon passieren? Im schlimmsten Fall wird es eine Erfahrung.

Die Vergangenheit loslassen

Ein großes Problem für unser Mindset sind Erinnerungen. Viele schöne Erinnerungen prägen uns und haben uns zu dem gemacht, was wir heute sind. Und sicherlich haben uns auch die negativen Erfahrungen einiges gelehrt. Trotzdem hätten wir auf einige von ihnen dankend verzichten können – und doch kommen wir nicht von ihnen los. Doch das Gefühl, eine Erinnerung nicht aus dem Kopf zu kriegen und an der Vergangenheit festzuhalten, schränkt uns extrem ein. Denn sie versperrt den Weg für das was kommt und lässt uns nicht offen in die Zukunft blicken.

Belastende Erinnerungen sind oft noch lange in unserem Kopf und machen uns immer wieder aufs Neue traurig. Der Gedanke an die erlebte Situation ruft die gleichen Gefühle immer und immer wieder herauf. Und die Erfahrungen, die wir in dieser Situation gemacht haben, übertragen wir auf das was kommt. Wir sind skeptischer den Menschen gegenüber oder können nicht mehr Vertrauen. Damit stehen wir jedoch uns und unserem Glück selbst im Weg.

Wenn wir negative Erlebnisse immer wieder durchspielen und die schlechten Gedanken zulassen, geraten wir in eine negative Spirale aus Wut, Trauer oder Zorn. Wir haben ja bereits den Tipp gegeben, sich an schöne Erlebnisse zu erinnern, um positives Denken hervorzurufen. Aber andersrum ist es natürlich genauso.

Erinnern wir uns an unschöne Dinge, rufen wir automatisch auch die Emotionen ab, die wir in dieser Situation empfanden. Das gilt es natürlich zu vermeiden. Sie müssen lernen, die Situation als gegeben anzunehmen und zu akzeptieren, dass Sie die Umstände nicht mehr ändern können. Eine Trennung wird zum Beispiel nicht ungeschehen, nur weil Sie sie immer und immer wieder durchspielen, sich in Ihrem Zorn ergehen und den Expartner verfluchen. Die einzige Folge aus einem solchen Verhalten ist, dass es Ihnen jedes Mal aufs Neue schlecht gehen wird.

In einem solchen Fall müssen Sie versuchen, sich emotional von dem Geschehenen zu distanzieren. Das bedeutet nicht, dass Sie sich nicht damit befassen und konfrontieren dürfen. Im Gegenteil: Es ist wichtig, die Situation zu realisieren, um sie verarbeiten zu können. Ein pures Verdrängen wäre an dieser Stelle ein absolut falscher Weg. Stattdessen sollten Sie sich die Situation wieder und wieder in Erinnerung rufen – jedoch aus einer neuen Perspektive. Stellen Sie sich einfach vor, Sie hätten eine versteckte Kamera im Raum versteckt. Sie sind ein unabhängiger Voyeur, der das Paar heimlich bei einem

Streitgespräch beobachtet und live dabei ist, wie es sich trennt. Als Außenstehender können Sie sich emotional distanzieren und die Situation neutraler bewerten. Sie haben keine subjektive Haltung mehr und können auch das eigene Verhalten reflektieren. Das heißt nicht, dass sich zwangsläufig Ihre Meinung zu der Situation ändern muss. Doch der Blick wird distanzierter und Sie schaffen es irgendwann, das Erlebte nüchtern und rational zu sehen und sich nicht mehr in Ihren Gefühlen zu verlieren.

Schlechte Gewohnheiten und Routinen ändern

Eine Gewohnheit oder Routine per se als schlecht zu bezeichnen, ist eigentlich nicht möglich. Denn auch hier macht unser persönliches Gefühl erst die Bewertung aus. Unsere Wahrnehmung ist es, die über eine Einstufung in die eine oder andere Richtung entscheidet. Natürlich können wir sagen, dass der Konsum von Drogen nicht gut für unsere Gesundheit und deshalb eine schlechte Angewohnheit ist. Doch so einfach ist es bei Weitem nicht immer. Der Unterschied zwischen den guten und schlechten Angewohnheiten ist vor allem der, dass wir uns die vermeintlich guten mühsam antrainieren müssen, während wir die schlechten nur schwer loswerden können.

Denn das Problem an den schlechten Gewohnheiten ist, dass sie uns für einen kurzen Moment glücklich machen – und das ist bereits genug, um sich an sie zu gewöhnen. Schlechte Gewohnheiten werden von uns oft als Laster empfunden, für die wir uns schämen oder die uns zumindest unangenehm sind. Es ist uns unangenehm, ihnen ausgeliefert zu sein und sich nicht ohne Probleme von ihnen lösen zu können.

Doch die Veränderung von Gewohnheiten und Routinen ist möglich. Versuchen Sie einmal, sich selbst mit mehr Achtsamkeit zu behandeln. Wenn Sie das eigene Verhalten bewusst reflektieren und auf Gewohnheiten achten, werden Sie schnell die wirklichen Laster erkennen. Je häufiger Sie sich das unerwünschte Verhalten bewusst machen, desto besser können Sie es vermeiden. Dabei helfen kleine Reminder: Kleben Sie doch mal einen Klebezettel auf die Zigarettenschachtel mit einem Spruch wie „Ist das jetzt wirklich nötig?“. So überdenken Sie Ihr Verhalten nochmal und werden das ein oder andere Mal sicher auf die Zigarette verzichten. Mit dem gleichen Trick können Sie sich auch neue Gewohnheiten aneignen. Viele Menschen trinken zum Beispiel deutlich zu wenig am Tag. Ein kleiner Zettel mit der Erinnerung „Hast du heute schon genug getrunken?“ kann am Kühlschrank echte Wunder wirken. Jedes Mal, wenn Sie die Kühlschranktür öffnen, werden Sie von nun an bewusst mit Ihrem Verhalten konfrontiert.

Um zu entscheiden, ob es sich überhaupt wirklich um eine schlechte Angewohnheit oder ein Laster handelt, müssen Sie sich die Konsequenzen bewusst machen. Wenn Ihnen ein Verhalten guttut und es keine negativen Konsequenzen für Sie hat – wieso sollte es dann schlecht sein? Das Abwägen zwischen gut und schlecht ist also auch hier ganz individuell und kann nicht allgemein festgestellt werden. Sofern keine gesundheitlichen Folgen zu erwarten sind, müssen Sie selbst entscheiden, ob eine Gewohnheit gut oder schlecht für Sie ist. Zu diesem Zweck ergibt es Sinn, sich die Vor- und Nachteile vor Augen zu führen. Es ist vielleicht gar nicht so schlimm, ein vermeintliches Laster zu haben, wenn Sie damit gut leben können und es Sie nicht in Ihrem Alltag einschränkt. Geht es Ihnen mit oder ohne diese Gewohnheit besser?

Wenn wir uns dazu entscheiden, eine Gewohnheit loszuwerden, ist das nicht ganz einfach. Die Routine hat sich oft schon seit einiger Zeit, vielleicht sogar seit vielen Jahren, eingestellt und eine Veränderung erscheint zunächst beängstigend. Um die Gewohnheit nicht von heute auf morgen ablegen zu müssen, sollten Sie sich in kleinen Schritten entwöhnen. Versuchen Sie doch einfach mal, nur noch halb so viele Zigaretten zu rauchen. Vielleicht werden Sie dann schon eine Verbesserung feststellen, die Sie zum Weitermachen animiert. Vielen Menschen hilft es auch, eine Ersatzbefriedigung zu schaffen. Durch diese Alternative können Sie sich einerseits gut ablenken – andererseits ergibt sich so eine neue Routine. Viele Raucher fangen zum Beispiel in der Entwöhnung an, Kaugummi zu kauen. Sie kauen dann immer ein Kaugummi, wenn Ihnen eigentlich nach einer Zigarette wäre. Schon bald wird die alte Routine durch eine neue ersetzt, die Sie genauso befriedigt.

Wichtige Schritte zu mehr Gelassenheit

Wir haben Ihnen schon erklärt, warum Gelassenheit und Entspannung so wichtig für Ihr Wohlbefinden sind: Sie bedingen sich gegenseitig und sind wichtig, um das positive Denken möglich zu machen. Um zu mehr Gelassenheit zu finden, müssen drei wichtige Schritte befolgt werden:

Schritt 1: Nehmen Sie die Situation an, wie Sie ist. Sie müssen erkennen, dass Sie ohnehin nichts an ihr ändern können. Diese Erkenntnis ist die größte Herausforderung, die der erste Schritt mit sich bringt. Haben Sie erst einmal gelernt, die Dinge als gegeben hinzunehmen, können Sie mit dem zweiten Schritt fortfahren.

Schritt 2: Lassen Sie negative Gefühle zu! Auch wenn Sie bereits akzeptiert haben, dass Sie eine Situation nicht ändern können, heißt das nicht, dass Sie sich nicht ärgern dürfen. Negative Gefühle sind – in Maßen – erlaubt und wichtig. Achten Sie aber darauf, dass alles verhältnismäßig bleibt und Sie sich nicht unnötig in die Negativität hineinsteigern. Geben Sie den negativen Gefühlen nicht zu viel Zeit und Raum – denn nun folgt Schritt 3.

Schritt 3: Legen Sie abschließend den Fokus auf das Positive! In jeder Situation, auch wenn Sie noch so aussichtslos oder unangenehm erscheinen sollte, lässt sich etwas Positives finden. Versuchen Sie, sich auf die guten Aspekte zu konzentrieren und verinnerlichen Sie diese Einstellung.

Wenn Sie die drei Schritte stets befolgen und regelmäßig anwenden, werden Sie eine positive Denkweise schnell verinnerlichen. Wer in allem etwas Positives finden kann, muss sich nie fürchten. Entsprechend gelassen können Sie Herausforderungen annehmen, neues meistern und positiv in die Zukunft blicken.

Achtsamkeit – mehr Zeit für mich

Hier geht es nur um Sie. Das müssen Sie sich unbedingt bewusst machen. Und überhaupt sollten Sie der Mittelpunkt Ihres eigenen Lebens sein. Deshalb ist es wichtig, dass Sie sich mit mehr Achtsamkeit begegnen. Achtsamkeit bedeutet vor allem, auf die eigenen Gefühle zu achten und auf sie zu hören. Tun Sie nur das, was gut für Sie ist und was sich in dem Moment richtig anfühlt. Die Meinung anderer sollte dabei keine Rolle spielen. Zwar sollten Sie natürlich nicht vollkommen rücksichtslos handeln oder anderen absichtlich wehtun – doch im Grunde bedeutet Achtsamkeit, dass Sie an erster Stelle sich selbst respektieren. Nehmen Sie sich die Zeit die Sie brauchen – und am besten noch ein bisschen mehr. Denn meistens merken wir gar nicht, wie dringend wir ein bisschen Me-Time nötig hätten. In dieser Zeit sollten Sie ausschließlich Dinge tun, die Sie glücklich machen. Sie und niemanden sonst. Kennen Sie den Spruch: „Nehmen Sie sich jeden Tag eine Stunde Zeit für Ihre Sorgen und machen Sie in dieser Zeit ein Nickerchen“?

Glaubenssätze ändern und Affirmationen einsetzen

- Um sich selbst in seinen Gedanken und Gefühlen zu bestärken, können Glaubenssätze und Affirmationen helfen. Affirmationen sind positive Aussagen, mit denen Sie sich selbst bestätigen. Diese Sätze sagen Sie immer wieder in Gedanken oder laut vor sich hin – wie ein Mantra, mit dem Sie sich selbst bestärken können. Wichtig ist, dass die Selbstbekräftigungen positiv formuliert sind. Affirmationen werden im mentalen Training erfolgreich eingesetzt und dienen der Selbstbekräftigung. Es gibt direkte und indirekte Affirmationen, wobei die indirekten sich in der Realität besser bewährt haben. Sie implizieren nämlich, dass es sich um einen Prozess handelt. Damit Sie verstehen, wie Affirmationen funktionieren, möchten wir Ihnen hier zehn beispielhafte Glaubenssätze vorstellen:

- Ich fühle mich von Tag zu Tag wohler in meiner Haut
- Ich werde immer selbstbewusster
- Ich verdiene es, dass man mich gut behandelt
- Ich kann alles schaffen
- Ich liebe das Leben
- Ich kann aus jedem Tag einen schönen Tag machen
- Ich lasse los, was mir nicht guttut
- Ich bin dankbar
- Ich schöpfe jeden Tag neue Energie
- Ich nehme mich so an, wie ich bin

Versuchen Sie diese Affirmationen einmal aus: Wie fühlen sich die Sätze für Sie an? Finden Sie sich darin wieder oder fühlt es sich falsch an, wenn Sie die Sprüche aufsagen? Wenn sich das Aufsagen nicht ehrlich anfühlt, dann ist es sinnlos. Sie müssen schon voll dahinterstehen und die Affirmation nach und nach immer weiter verinnerlichen – nur so wird sie sich in Ihrem Denken verankern.

Durch das wiederholte Aufsagen der Affirmation sollen die negativen Glaubenssätze verändert werden. Dies geschieht nicht von jetzt auf gleich, sondern braucht seine Zeit. Deswegen betonen wir, dass Sie die Sätze immer wieder und regelmäßig aufsagen müssen. Studien haben ergeben, dass wir für das Überschreiben einer Gewohnheit im Durchschnitt 66 Tage brauchen. Sie können also davon ausgehen, dass Sie nach rund zwei Monaten eine

Veränderung der Wahrnehmung spüren und die Affirmation vollständig für sich annehmen können.

Entschleunigen im Alltag

Wir stressen uns selbst oft viel zu sehr und versuchen, über unsere Möglichkeiten hinaus Aufgaben in den Tag zu quetschen. Doch der hat nun mal nur 24 Stunden – und das müssen wir einfach einsehen. Es macht keinen Sinn, sich zu viel vorzunehmen, um am Ende frustriert festzustellen, dass man das Pensum wieder einmal nicht hat halten können. Wir rasen von Termin zu Termin, schieben Verabredungen vor uns her und Verpflichtungen von uns weg. Das muss wirklich ein Ende haben, wenn Sie zu mehr Zufriedenheit und Wohlbefinden gelangen wollen. Mit ein paar einfachen Tipps, die man im Alltag leicht umsetzen kann, lässt sich bereits viel erreichen:

- Nehmen Sie sich Zeit für sich. Besonders gut geht das morgens, direkt nach dem Aufstehen. Statt im Bett zu liegen und sich noch einmal umzudrehen, sollten Sie den Tag einfach ein paar Minuten eher beginnen. So haben Sie einen kleinen Puffer, den Sie für sich nutzen können. Sie können sich in Ruhe fertig machen, vielleicht noch etwas Zeitung lesen und am Tisch frühstücken. Mit einem leckeren Frühstück können Sie motiviert und voller Energie in den Tag starten. Das ist viel gesünder, als sich unterwegs einen Snack hinunterzuschlingen.

- Sagen Sie ruhig auch mal „nein“. Sie müssen nicht das Gefühl haben, jedem helfen und alle Aufgaben erledigen zu müssen. Vielen Menschen fällt es schwer, die Verantwortung abzugeben. Sie glauben, dass ohne Sie überhaupt nichts läuft und alles drunter und drüber geht. Doch dem ist nicht so. Schenken Sie Ihren Mitmenschen ruhig etwas mehr Vertrauen und geben Sie die Verantwortung auch mal ab. Belasten Sie sich nicht mit mehr Aufgaben, als Sie realistisch bewältigen können. Das hat nichts mit Schwäche zu tun und Sie müssen deswegen kein schlechtes Gewissen haben. Sie brauchen sich auch nicht rechtfertigen, wenn Sie ein Treffen nicht wahrnehmen können oder einen Termin absagen – sicher haben Sie ihr Möglichstes getan.
- Nehmen Sie sich bewusste Auszeiten. Das ist wichtig, um einfach mal das Tempo aus dem Alltag herauszunehmen. Auch wenn Sie nicht viel Freizeit haben – ein kleiner Spaziergang oder ein wenig Ich-Zeit muss in drin sein. Sie können zum Beispiel in der Mittagspause eine Runde drehen, ein Buch lesen oder etwas Musik hören, um einfach mal abzuschalten.
- Führen Sie ein ordentliches Leben. Haben Sie schon einmal darüber nachgedacht, wie viel Zeit wir für Aufräumen verbrauchen?

Das ist wirklich reine Zeitverschwendung, denn wenn wir von Anfang an Ordnung halten würden, könnten wir uns diese Arbeit einfach sparen. Machen Sie das Aufräumen zu Ihrer Gewohnheit. Man geht davon aus, dass es rund zwei Monate dauert, bis sich eine Gewohnheit eingestellt hat und zur Routine wird. In rund drei Wochen verinnerlichen wir ein Verhalten, wenn wir es jeden Tag anwenden. Es kann also auch relativ schnell gehen, wenn Sie konsequent dranbleiben und sich jeden Tag ein paar Minuten aufraffen.

- Versuchen Sie kein Multitasking. Entgegen der Annahme, dass wir beim Multitasking mehrere Aufgaben zeitgleich erledigen, ist dem nicht so. Vielmehr erledigen wir die Dinge schnell hintereinander und deshalb nur halbherzig. Im Endeffekt dauert dann alles länger, als würden wir uns direkt mit voller Energie nur einer Sache widmen. Multitasking ist nämlich nur dann möglich, wenn einer der Aufgaben bereits automatisiert ist. So ist es uns zum Beispiel möglich, beim Laufen zu telefonieren – jedoch nicht beim Telefonieren mathematische Berechnungen durchzuführen.

Selbstmanagement und Organisation

Familie und Freunde sind Menschen, mit denen wir gern unsere Zeit verbringen. Doch sie bringen auch eine Menge Verpflichtungen mit sich. Dazu kommt unser Alltag mit all seinen Aufgaben. Wir haben Hobbys, für die wir eine Menge Zeit benötigen und nicht zuletzt gehen wir in der Regel noch einer Arbeit nach, die ohnehin schon den größten Teil unserer Zeit frisst. Auch wenn wir uns dem oft gar nicht bewusst sind, bedeutet ein so straffer Zeitplan eine Menge Stress. Wir arbeiten ihn einfach ab, ohne Zeit für uns zu finden oder mal eine Pause machen zu können. Doch das ist weder zielführend, noch gesund. Das Ziel muss eine Work-Life-Balance sein, die auch mal etwas Entspannung und Ich-Zeit zulässt. Und das ist nur möglich, wenn Sie Ihren Alltag neu organisieren. Einige Methoden des Selbstmanagements können dabei helfen, in der gleichen Zeit mehr zu schaffen und den Tag effizient zu nutzen.

Während es beim Zeitmanagement vor allem darum geht, einen bestimmten Zeitraum möglichst sinnvoll auszufüllen, beschreibt Selbstmanagement eher die optimale Organisation des eigenen Ichs: Sie können die vorhandene Zeit nicht ändern – das eigene Verhalten aber schon.

Für dein Selbstmanagement gibt es vier wichtige Faktoren, die dir helfen, deine Arbeits- und Lebensweise zu optimieren und mehr aus dir herauszuholen:

- **Planung**: Alle Aufgaben müssen vorab gut geplant werden. Um dies zu erreichen, können Sie sich zum Beispiel jeden Tag oder einmal wöchentlich einen Plan anfertigen. So halten Sie sich die anfallenden Aufgaben vor Augen und können gut einschätzen, ob und wie Sie in der Lage sind, diese zu bewältigen. Es macht durchaus Sinn, hier auch längerfristig zu planen, um große Ziele nicht aus den Augen zu verlieren.
- **Organisation**: Nachdem Sie sich eine Übersicht über das verschafft haben, was es zu erledigen gilt, geht es an die Organisation. Versuchen Sie, die Dinge so zu organisieren, dass Sie möglichst wenige Umwege machen und effizient arbeiten. Es ist wichtig, dass Sie so schnell wie möglich ans Ziel kommen und dabei eine Struktur einhalten. Pausen können direkt mit eingeplant werden oder werden erst dann eingelegt, wenn alles erledigt ist.
- **Motivation**: Auch wenn manche Aufgaben sicher keinen Spaß machen, müssen Sie versuchen, mit Motivation bei der Sache zu sein. Natürlich machen uns manche Dinge mehr Freude als andere – das ist ja auch völ-

lig normal. Am besten nehmen Sie die Aufgaben zuerst in Angriff, auf die Sie am wenigsten Lust haben. Stellen Sie sich einfach vor, wie stolz und zufrieden Sie nach deren Erledigung sein werden. Versuchen Sie zu diesem Zwecke, alle Aufgaben mit Elan anzugehen und sich die Dinge, auf die Sie sich am meisten freuen, ans Ende des Tages zu legen. So halten Sie sich selbst bei Laune und haben immer etwas, worauf Sie sich freuen und womit Sie sich selbst belohnen können.

- **Ziele**: Auch mit einem Plan ist der Tag noch nicht gerettet. Die gesetzten Ziele müssen auch erreicht werden. Es ist deshalb wichtig, sie klar zu definieren und realistisch zu setzen. Im Urlaub oder an den Wochenenden ist es schon okay, wenn Sie einfach in den Tag hineinleben – doch in der Regel sollten Sie sich schon bemühen, die gesetzten Ziele zu erfüllen. Indem Sie sich Ihre Ziele – auch langfristig – vor Augen führen, arbeiten Sie fokussiert und konzentriert.

Das Unterbewusstsein steuern

Das Unterbewusstsein ist das sekundäre System, das uns durchs Leben führt. Es ist neben dem Bewusstsein für unser Handeln verantwortlich. Die Prozesse, die vom Unterbewusstsein gesteuert werden, geschehen vollkommen automatisch. Wir hatten bereits das Multitasking angesprochen und das dieses nur möglich ist, wenn eine Handlung automatisiert ist. Das Unterbewusstsein macht es also möglich. Wer in der Lage ist, sein Bewusstsein mit dem Unterbewusstsein zu verbinden, kann mithilfe dieser Fähigkeit viel erreichen.

Das Unterbewusstsein umfasst ausnahmslos alles, was Sie in Ihrem Leben erfahren haben. Alle Erinnerungen, Erlebnisse, Erfahrungen und Fähigkeiten sind hier abgespeichert. Hier wird außerdem alles überwacht, was die Sinne wahrnehmen. Nur die Informationen, die für Sie in einem bestimmten Moment relevant sind, werden vom Unterbewusstsein weitergegeben. Gedanken, die mit Emotionen verbunden sind, schaffen es ins Unterbewusstsein. Die Barriere lässt sich gezielt durchbrechen, wenn negative Gedanken unterbunden werden. Auch hierbei kann daher das positive Denken eine tolle Hilfe sein. Sie merken schon: Positives Denken hat so tolle Auswirkungen auf alle Lebensbereiche – es lohnt sich!

Resilienz trainieren

Die Resilienz beschreibt, wie wir mit Stresssituationen umgehen können. Wer in der Lage ist, nach einem stressigen Ereignis schnell wieder zu psychischer Gesundheit zu finden, hat die Resilienz erreicht. Das Gegenteil von Resilienz ist Vulnerabilität

– die Verwundbarkeit. Aber resilient zu sein bedeutet nicht, dass man nicht verletzt werden kann oder unverwundbar für Schmerzen oder Empfindungen ist. Dies ist keineswegs der Fall. Wer die Resilienz beherrscht, ist lediglich dazu in der Lage, entsprechend auf eine Situation zu reagieren und angemessen mit ihr umzugehen. Aus persönlichen und sozialen Erfahrungen wissen Sie, wie Sie sich verhalten müssen. Wer eine hohe Resilienz besitzt, ist für Depressionen und posttraumatische Belastungsstörungen weniger anfällig. Das hat natürlich einige Vorteile. Trotzdem ist die Resilienz oder die Erwartung an eine solche umstritten: Viele Menschen, die eine hohe Resilienz aufweisen, gelten als abgestumpft oder unsensibel.

Das Genießen lernen

Nicht jeder Mensch ist in der Lage, zu genießen. Viele nehmen die Dinge gar nicht mehr als solche wahr, weil sie vom Alltag so gestresst sind. Emotionen oder Gefühle haben da gar keinen Platz mehr und die Erlebnisse plätschern einfach emotionslos vorbei. Genießen ist also mit bewusster Wahrnehmung verbunden. Nur wer realisiert, wie gut es ihm in einem Moment geht, kann diesen auch bewusst genießen. Machen Sie sich deshalb immer wieder klar, wie gut es Ihnen geht und nehmen Sie sich die Zeit, einfach mal tief durchzuatmen. Genießen Sie den Moment und erlauben Sie sich, Emotionen zu haben. Gefühle müssen zugelassen werden – auch das kann man genießen.

Techniken für das positive Denken

Wir sind nun beinahe am Ende unseres Ratgebers angekommen und möchten Ihnen an dieser Stelle noch einmal einige Methoden ans Herz legen, mit denen Ihnen das positive Denken gelingt.

Wie sich bereits herausgestellt hat, ist es möglich und sogar notwendig, bewusst positiv zu denken. Denn erst unser Denken erschafft eine Realität. Ob etwas gut oder schlecht ist, entscheiden wir also vollständig selbst.

Eine Methode, mit der Sie das positive Denken verinnerlichen können, ist die bewusste Reflexion jeder Situation. Sie können sich zu diesem Zweck einige Fragen stellen und so aus verschiedenen Situationen Ihre Lehre ziehen:

- Was ist in dieser Situation gerade das Positive?
- Was kann ich aus der Situation für meine Zukunft lernen?
- Welchen Gewinn kann ich aus der Situation ziehen?
- Kann ich nach dieser Situation positiv weitermachen?
- Wie kann ich positiv weitermachen?
- Wie lässt sich eine solche Situation zukünftig vermeiden?
- Wie gehe ich Zukunft besser mit einer solchen Situation um?

Eine weitere Methode besteht darin, sich bewusst mit möglichst viel Positivem zu umgehen. Passen Sie Ihr soziales Umfeld so an, dass die Menschen in Ihrer Umgebung Ihnen guttun. Legen Sie den Fokus auf das, was Sie wollen und entscheiden Sie selbst, was Sie machen. Erlauben Sie sich Tagträume und erinnern Sie sich gezielt an schöne Dinge und Erlebnisse. Das löst automatisch die Gefühle aus, die Sie auch damals empfunden haben. Und auch der Spaß sollte in Ihrem Leben auf keinen Fall zu kurz kommen. Konfrontieren Sie sich stattdessen nur mit unberechenbaren Dingen wie den Nachrichten, wenn

Ihnen danach ist – und das auch nur in Maßen. Versuchen Sie, sich von Negativem so weit wie möglich fernzuhalten. Energiefresser sollten in Ihrem Leben keinen Platz haben. Da müssen Sie wirklich an Ihr eigenes Wohl denken!

Die Körpersprache macht viel aus. Das denkt man vielleicht gar nicht – doch der Effekt ist nachgewiesen. Denn nicht nur auf andere wirken Sie ganz anders, wenn Sie eine grade Haltung und ein erhobenes Haupt haben. Auch Sie selbst profitieren davon, wenn Sie sich grade halten. Das ist nicht nur gesünder, sondern wirkt selbstbewusst und offen. Mit anderen Menschen ins Gespräch zu kommen und sich mit Neuem zu konfrontieren wird Ihnen deutlich leichter fallen. Dazu wirkt sich ein Lächeln positiv auf die Gesundheit aus. Es setzt Glückshormone frei, stärkt das Immunsystem und fördert die Abwehrkräfte. Und macht zudem auch andere glücklich – was will man denn mehr?

Ausdauer führt zum Erfolg

All unsere beschriebenen Techniken und Methoden sind für ein positives Mindset zwar entscheidend, doch sie bedingen sich auch gegenseitig. Wer positiv denkt, lebt gesünder – und wer gesünder lebt, fühlt sich wohl in seiner Haut. So entsteht ein Kreislauf, der in Zukunft Ihr Leben positiv bestimmen kann. Doch es sollte auch klar sein, dass diese Lebenshaltung nicht von heute auf morgen entstehen kann. Deshalb wollen wir noch einmal darauf hinweisen, dass es sich um einen Lernprozess handelt, in dem Sie auch ruhig einmal Rückschritte machen dürfen. Wichtig ist nur, dass Sie sich von diesen nicht entmutigen lassen und weiter an Ihrem Ziel arbeiten: Einem positiven, erfüllten Leben ohne negative Energien.

Was kann ich bei Rückfällen tun?

Vielleicht denken Sie sich nun, dass das positive Denken eine ganz schön große Herausforderung darstellt. Und dem ist auch so! Es ist nicht einfach, in allem das Gute zu sehen – und schon gar nicht, wenn man dies nicht gewohnt ist. Wir sind oft so in unseren Denkmustern festgefahren, dass ein Umdenken nur sehr mühsam und mit viel Geduld stattfinden kann. Trotzdem sollten Sie sich von der Herausforderung nicht abschrecken lassen.

Sicher wird das neue Mindset sich nicht von jetzt auf gleich einstellen und mit einigen Rückschlägen verbunden sein. Diese sind jedoch nicht bedenklich, sondern liegen in unseren Gewohnheiten begründet. An dieser Stelle gibt es nur eine Lösung: Geben Sie nicht auf, wenn das positive Denken Ihnen einmal nicht gelingen will. Jeder hat mal einen schlechten Tag, an dem er einfach nichts Gutes finden kann. Es ist wichtig, dass Sie sich dafür nicht verurteilen und den Zustand akzeptieren. Sie können daraus immer etwas für die kommenden Herausforderungen lernen. Wichtig ist nur, dass Sie in Zukunft nicht vorbelastet sind und sich die Grundeinstellung nicht erneut ins Negative ändert.

Grundsätzlich ist es nämlich kein Problem, auch mal negativ zu denken. Dabei handelt es sich nicht unbedingt um einen Rückfall, solange das negative Denken reflektiert und maßvoll stattfindet. Versuchen Sie einfach, sich aus der schlechten Laune herauszuholen und wieder zum positiven Mindset zurückzufinden. Erlauben Sie negative Gedanken also ruhig weiterhin und versuchen Sie nicht mit aller Macht, positiv zu sein. Das grundsätzliche Umdenken wird sich mit der Zeit schon von ganz allein einstellen. Viel wichtiger ist es, den Problemen ehrlich zu begegnen, als sie einfach nur schönzureden. Stellen Sie sich Ihren Ängsten und laufen Sie nicht vor ihnen davon!

Dein Warum entscheidet über den Erfolg

Bei allem, was uns passiert, sollten wir uns die Frage nach dem „Warum“ stellen. Denn nichts geschieht ohne Grund. Fragen Sie sich in jeder Situation, weshalb es genau SO gekommen ist – und nicht anders. Es gibt immer einen guten Grund, weshalb sie in diese Situation geraten sind. Wenn Sie diesen hinterfragen, dann können Sie ihn leichter akzeptieren. Sie hadern nicht mehr mit Ihrem Schicksal, wenn Sie es reflektieren. Unser Denken erschafft die Realität. Deshalb ist die Denkweise so entscheidend:

- Warum ist es überhaupt geschehen?
- Warum ist es auf diese Weise geschehen?
- Warum ist mir das passiert?
- Warum gehe ich gestärkt aus der Situation hervor?
- Warum hat diese Situation etwas Gutes?

Positives Denken als Lernprozess

Eine Sache wird erst gut oder schlecht, wenn Sie darüber in dieser Form denken. So schaffen wir uns unsere eigene Realität. Da es nicht so einfach ist, die Einstellung von heute auf morgen so grundlegend zu verändern, müssen Sie eine Menge Geduld mitbringen. Sie haben immerhin schon ein gewisses Lebensalter erreicht und sich bisher keine Gedanken um ein positives Mindset gemacht – all die Jahre mit negativem Denken haben Sie geprägt. Nun muss erstmal eine Neuorientierung stattfinden.

Hinzu kommt noch ein weiteres Problem: Unser Verstand hat eigentlich die Aufgabe, Probleme sinnvoll zu lösen. Doch dieser Wunsch führt auch dazu, dass wir dazu neigen, alle Situationen zu zerdenken. Wir sehen Probleme, wo eigentlich keine sind und machen uns das Leben unnötig schwer. Der Verstand sucht dann quasi nach Problemen – und das wirkt sich schlecht auf das Mindset aus.

Sicher kennen Sie auch solche Menschen, die in allem ein Problem sehen. Solche Menschen haben zum Beispiel Höhenangst und geraten schon in Panik, wenn Sie auf einen Berg steigen sollen, weil dieser ja eine steile Klippe haben könnte. Sie versuchen also erst gar nicht erst, das Ziel überhaupt zu erreichen oder sich ihren Ängsten zu stellen. Stattdessen machen sie sich noch vor dem Hochsteigen verrückt und geben sich ihren Gefühlen einfach hin. Sie zerdenken damit die Situation komplett und lassen sich den herrlichen Ausblick entgehen, der vielleicht als Belohnung an der Bergspitze warten könnte. Deshalb ist es wichtig, den Verstand auch mal ausschalten zu können und eben nicht immer nur rational zu denken. Doch diese Sichtweise muss man lernen – sie liegt nicht in der Natur des Menschen.

Es gibt einige Möglichkeiten, die bei dem aufwändigen Lernprozess behilflich sind. Formulieren Sie bewusst Ihre Gedanken und sagen Sie auch mal „Stopp“, wenn ein Gedanken Ihnen augenscheinlich nicht guttut. Sie können diese Formulierung auch durch eine körperliche Bewegung unterstreichen – und sich so noch stärker auf das positive Denken konditionieren. Formulieren Sie Gedanken bewusst positiv, um sich selbst zu bestärken und entwickeln Sie eigene Leitsätze. Diese sogenannten Affirmationen sind ein praktisches Hilfsmittel, dass wir Ihnen bereits erläutert haben.

Positives Denken im Alter

Nachdem wir Ihnen nun sehr ausführlich erklärt haben, wie sie zum positiven Denken finden, möchten wir das Ganze mit einem schönen Fakt krönen. Denn eine Studie hat ergeben, dass Menschen im Alter mittlerweile beinahe so glücklich sind, wie in ihrer Jugend. Die Begründung dafür liegt ja eigentlich auf der Hand, wenn wir unser Wissen über das positive Mindset anwenden. Denn wer sich positiv auf das Altern einlässt, wird mit Zufriedenheit belohnt und kann unbesorgt altern.

Durch das positive Denken ergeben sich im Alter völlig neue Möglichkeiten. Während sich alte Menschen früher nutzlos fühlten und keine Aufgabe hatten, nutzen sie das vorangeschrittene Alter und die viele Zeit jetzt sinnvoll. Im Bewusstsein der Menschen hat ein Wandel stattgefunden, denn man hat erkannt, dass man die Zeit für Positives nutzen kann. Man hat doch jetzt so viel Zeit, die man zur Selbstverwirklichung nutzen kann – was gibt es denn besseres?

Mittlerweile ist die Lebenserwartung deutlich gestiegen und die Gesundheitsvorsorge lässt eigentlich auch keine Wünsche offen. Es gibt daher eigentlich überhaupt keinen Grund, sich vor dem Altern zu fürchten. Im Gegenteil: Wer positiv denkt, wird auch im Alter noch soziale Kontakte pflegen, gern ausgehen und unvergessliche Dinge erleben. Und selbst, wenn es dann gesundheitlich vielleicht nicht mehr möglich ist, wird man dank der positiven Lebenshaltung auf ein erfülltes und glückliches Leben zurückblicken.

Wir haben eine gute Idee, wie Sie sich mithilfe des positiven Denkens bereits jetzt auf das Altern vorbereiten können: Führen Sie ein Dankbarkeitstagebuch. Schreiben Sie alles auf, was Sie erlebt oder erreicht haben. Führen Sie sich durch das Aufschreiben vor Augen, wie gut es Ihnen geht. Der Vorteil: Das Tagebuch können Sie im Alter noch einmal zur Hand nehmen und sich an den schönen Erinnerungen laben.

Die Auswirkungen des positiven Denkens sind also nicht nur im Moment spürbar, sondern lassen sich auch auf lange Sicht nachweisen.

Durch ein **positives Mindset**

- werden im Alter die geistigen und körperlichen Fähigkeiten verbessert
- wird die Lebenserwartung erhöht
- wird der Lebenswille gestärkt
- treten im Alter seltener Depressionen auf
- hat man im Alter ein besseres Abwehrsystem
- ist man im Alter leistungsfähiger
- kann man auch im Alter besser mit Stress umgehen
- wird das Risiko von Herzerkrankungen verringert
- sieht man die Freiheiten, die das Alter mit sich bringt
- führt man im Alter ein selbstbestimmtes Leben
- wird die Wahrnehmung geschult

- blickt man dem Alter optimistisch entgegen

Weitere Hilfestellungen

Zwar ist das Mindset entscheidend, wenn Sie zu innerer Ruhe finden wollen – doch neben dem positiven Denken können weitere Faktoren Ihre Zufriedenheit fördern. Deshalb möchten wir in diesem letzten Kapitel kurz auf Therapiemöglichkeiten, eine gesunde Ernährung und die Methode des Neurolinguistischen Programmierens eingehen, bevor wir Sie in die Welt des positiven Denkens entlassen. Damit geben wir Ihnen ein paar Optionen an die Hand, wie Sie neben der Gedankenwelt auch andere Bereiche Ihres Lebens bewusst ins Positive wandeln können – und dann heißt es wirklich: Worauf warten Sie eigentlich noch?

Welche Ernährung kann helfen? Basische Ernährung

Wenn von einer basischen Ernährung die Rede ist, ist in der Regel eine Ernährungsform gemeint, die zum Großteil, jedoch nicht vollständig, aus Basenbildnern besteht. Der schwedische Chemiker Ragnar Berg entwickelte das Konzept 1911. Demnach solle man in der täglichen Ernährung rund 80% Basenbildner und nur rund 20% Säurebildner zu sich nehmen. Aus diesem Grund wird die basenreiche Ernährung auch als 80/20-Ernährung bezeichnet.

Im Rahmen des basischen Ernährungskonzeptes werden hauptsächlich Lebensmittel verzehrt, die der Körper zu Basen verarbeiten kann. Dabei handelt es sich vor allem um pflanzliche Produkte wie reifes Obst und Gemüse, Nüsse, Samen oder Kräuter. Tierische Lebensmittel, Hülsenfrüchte oder Kaffee zählen jedoch zu den säurehaltigen Lebensmitteln – übermäßiger Kaffeekonsum ist daher kontraproduktiv.

Weil aber 20–30 Prozent der Ernährung säurehaltig sein dürfen, sind alle Ernährungsformen für eine basische Ernährung geeignet: Vegetarisch, vegan, mit Fisch oder Fleisch – das spielt keine Rolle.

Durch die basenreiche Ernährung soll der Säure-Basen-Haushalt im Gleichgewicht gehalten werden.

Durch die niedrige Säurelast ergeben sich viele gesundheitliche Vorteile. Die basenreiche Ernährung wirkt sich positiv auf den Kreislauf, die Nieren, den Blutdruck und die Knochen aus. Ein gesundes Leben trägt zudem zum Wohlbefinden bei – und genau das wollen wir ja erreichen. Aber auch, wenn Sie sich nicht für eine basenreiche Ernährung entscheiden wollen: Überhaupt ist eine gesunde und ausgewogene Ernährung für ein zufriedenes Leben unerlässlich. Denn wer sich gesund ernährt, wird sich in jedem Fall wohler fühlen. Sie können also auch eine andere Variante für Ihre Ernährung wählen – Hauptsache gesund!

Ergänzende Möglichkeiten für mehr Wohlbefinden

Wenn Sie im Laufe unseres Ratgebers festgestellt haben, dass Sie an einem psychischen Problem leiden, dass sich allein nicht lösen lässt, sollten Sie einen Therapeuten aufsuchen. Tiefgreifende Probleme müssen durch einen professionellen Experten behandelt werden. Es gibt verschiedene Therapiemöglichkeiten, zu denen eine Verhaltens- oder Gesprächstherapie zählen kann. Auch ein Besuch beim Kinesiologen kann sehr gute Ergebnisse erzielen.

Um selbst besser ins positive Denken zu finden, kann das Meditieren hilfreich sein. Das Meditieren ist eine gute Möglichkeit, um zu Entspannung und Gelassenheit zu finden – und vor allem ist es überall möglich. Schon eine kleine Auszeit kann durch Meditieren sinnvoll genutzt und mit maximaler Energie gefüllt werden. Doch auch das Meditieren ist gar nicht so einfach, wenn man es noch nie gemacht hat. Es wird Ihnen nicht leichtfallen, sich mental fallen zu lassen und vollständig abzuschalten. Um zu verstehen, wie die Atmung funktioniert, können Sie sich an einen Profi wenden. Es gibt zum Beispiel Kurse, in denen Ihnen das Meditieren von Grund auf nahegebracht wird.

NLP als weiteres hilfreiches Thema

Beim Neurolinguistischen Programmieren, kurz NLP, wird unsere Kommunikation gezielt verändert. So soll sie verbessert und in eine bestimmte Richtung gelenkt werden. Das Modell wurde in den 1970er Jahren von einigen Experten entwickelt und wird heute in allen Lebensbereichen angewandt. Es findet auch in therapeutischen Ansätzen Verwendung, da sich die Ergebnisse vielfach bewährt haben. Heute findet NLP in der Erziehung und Arbeit mit Kindern Anwendung, weil das Konzept sich als hilfreich beim Aufbau des Selbstbewusstseins und eines positiven Mindsets bewährt hat. Es macht deshalb Sinn, schon von klein auf in eine gesunde Richtung gelenkt zu werden.

Durch NLP werden das Denken, Fühlen und Verhalten, also unsere neurologischen Fähigkeiten durch die Sprache, die Linguistik, gezielt verändert beziehungsweise programmiert. Der Begriff des Neurolinguistischen Programmierens beschreibt also schon sehr gut, worum es bei dem Konzept geht.

NLP verfolgt verschiedene Ziele, die sich sowohl auf das eigene Ich, als auch auf die Kommunikation mit anderen beziehen. Wenn Sie NLP beherrschen, können Sie im Alltag besser mit Ihren Emotionen umgehen und die Wahrnehmung für die eigenen Sinne schärfen. Es entsteht dadurch eine ganz neue Kommunikationsqualität, die unter anderem zu positivem Denken führt. Darüber hinaus wird es durch NLP möglich, verschiedene Kommunikationsziele zu erreichen. Die Affirmationen, die wir im Verlauf unseres Ratgebers bereits beschrieben hatten, sind zum Beispiel auch Teil des NLP. Durch die wiederholten Mantras werden neue Gewohnheiten in den Alltag integriert, sodass die Lebenshaltung ganzheitlich verändert wird. Natürlich impliziert das NLP noch viele weitere Methoden, die beim positiven Denken behilflich sind.

NLP hilft uns dabei, in jeder Situation das Positive zu sehen und die Selbstreflexion zu stärken – und das sind ja auch die Ziele, die für ein positives Mindset erreicht werden sollen.

Schlusswort

An dieser Stelle schließt sich also der Kreis und Sie sind bestens gerüstet, um von nun an optimistisch und mit einem positiven Mindset durchs Leben zu gehen. Wir hoffen, dass Ihnen unser Ratgeber bei der Entscheidung für ein glücklicheres Leben und auf Ihrem Weg behilflich sein wird.

Zum Schluss möchten wir uns bei Ihnen für den Kauf dieses Buches bedanken und wollen Ihnen nochmal sehr ans Herz legen, sich auf keinen Fall unter Druck zu setzen. Finden Sie Ihr eigenes Tempo, das Gelesene in die Tat umzusetzen.

Damit wir noch erfolgreicher werden und Sie als Leser weitere Problemlösungsstrategien bekommen können, bitten wir Sie um eine faire Rezension.

Einfach den folgenden Link abtippen und den Gedanken freien Lauf lassen.

amzn.to/39ACx3K

Vielen Dank

Ihre

Annegret Gensch und Team

Quellenverzeichnis

http://www.depressions-sprechstunde.de/Depression-positiv-denken.htm

https://www.anchukoegl.com

https://www.basenfasten.de/basenfasten/basische-ernaehrung.php

https://www.brain-effect.com/magazin/selbstmanagement

https://www.cognifit.com/de/depression-vorbeugen

https://www.dr-holzinger-institut.de/nieder-mit-den-blockaden-im-kopf/

https://www.dvnlp.de/was-ist-nlp/methode/

https://www.frisches-denken.de/positiv-denken-lernen

https://www.honigperlen.at/2018/08/4-energie-fresser-typen

https://www.karrierebibel.de/selbsterfuellende-prophezeiung/

https://www.landsiedel-seminare.de/nlp/was-ist-nlp.html

https://www.lernen.net/artikel/positives-denken-12-uebungen-optimismus-856/

https://www.lernen.net/artikel/selbstwertgefuehl-staerken-6-uebungen-6-tricks-2273

https://www.lifta.de/blog/gesund-leben/gesund-heit-beginnt-im-kopf-positives-denken-im-al-ter.html

https://www.praxistipps.focus.de/innere-blocka-den-tipps-tricks-um-blockaden-zu-loesen_115013

https://www.praxistipps.focus.de/selbstwertge-fuehl-staerken-das-koennen-sie-tun_104045#

https://www.therapie.de/psyche/info/index/diag-nose/burnout/praevention/

https://www.utopia.de/ratgeber/innerer-frieden-mit-diesen-tipps-findest-du-zu-innerer-harmonie/

https://www.vernuenftig-leben.de/schlechte-ge-wohnheiten

https://www.zeitzuleben.de/vergangenheit-loslas-sen-akzeptieren-diese-methode-hilft-dir-dabei

Weitere Bücher, die Ihnen helfen können

Basische Ernährung für Anfänger

Wie Du mit einer Säure-Basen-Balance Dein Wohlbefinden steigern kannst

Lerne, wie Du Dein Leidensdruck Stück für Stück loswirst und ein positiveres Leben führen kannst!

- Du möchtest Deine gesundheitlichen Probleme in Griff bekommen?
- Du möchtest entweder lindern oder vorbeugen?
- Du würdest gerne Dein Wunschgewicht erreichen?
- Du möchtest endlich anfangen, weißt aber nicht genaue wie?

All das ist kein Problem. Lerne wie man mit einfachen Verhaltensänderungen gesünder leben kann!

Was Dich in diesem Buch erwartet:

- Wichtige Informationen über Übersäuerung und deren Auswirkungen auf dem Körper
- Tipps zum Entschlacken und Entgiften
- Tipps, um Dein Wunschgewicht zu erreichen
- Eine große Lebensmitteltabelle für die Praxis
- und weitere Tipps...

Sichere Dir noch heute das Buch und schaffe dadurch eine spürbar bessere Säure-Basen-Balance, um von den gesundheitlichen Vorteilen in der basischen Ernährung zu profitieren.

Link für das eBook:
amzn.to/3djy3O0

Link für das Taschenbuch:
amzn.to/3ceBkh9

PCO Syndrom

Durch eine natürliche Hormontherapie Depressionen überwinden und auf Wunsch schwanger werden!

Leider ist das PCO Syndrom eine Stoffwechselerkrankung die größtenteils unbekannt bleibt. Zudem ist die Erkrankung noch nicht heilbar, allerdings gut behandelbar.

Leiden Sie an mehreren der folgenden Symptome?

- männliche Körperbehaarung
- Haarverlust
- Gewichtszunahme
- niedrigen Sexualtrieb
- Müdigkeit
- Akne
- Stimmungsschwankungen
- keine bzw. kaum Perioden

Die Umstellung mit einer natürlichen Hormontherapie in einem gesünderen Lebensstil wirkt Wunder!!!

Wie befreien Sie sich von ihren Problemen?

- lernen Sie ihre erhöhten Stresshormone senken
- lernen Sie bei Insulinresistenz den Weg zur Genesung einzuschlagen
- lernen Sie ihren Stoffwechsel beschleunigen und bei Übergewicht endlich gesund abnehmen zu können
- lernen Sie bei Unfruchtbarkeit real entgegenzuwirken

Vieles ist miteinander verzahnt, arbeitet mit oder gegen Sie!!! Für was entscheiden Sie sich, damit sich ihr Wohlbefinden steigern kann?

Möchten Sie jetzt dauerhaft weiter kommen?

Haftungsausschluss

Die Umsetzung aller enthaltenen Informationen, Anleitungen und Strategien dieses E-Books erfolgt auf eigenes Risiko. Für etwaige Schäden jeglicher Art kann der Autor aus keinem Rechtsgrund eine Haftung übernehmen. Für Schäden materieller oder ideeller Art, die durch die Nutzung oder Nichtnutzung der Informationen bzw. durch die Nutzung fehlerhafter und/oder unvollständiger Informationen verursacht wurden, sind Haftungsansprüche gegen den Autor grundsätzlich ausgeschlossen. Ausgeschlossen sind daher auch jegliche Rechts- und Schadensersatzansprüche. Dieses Werk wurde mit größter Sorgfalt nach bestem Wissen und Gewissen erarbeitet und niedergeschrieben. Für die Aktualität, Vollständigkeit und Qualität der Informationen übernimmt der Autor jedoch keinerlei Gewähr. Auch können Druckfehler und Falschinformationen nicht vollständig ausgeschlossen werden. Für fehlerhafte Angaben vom Autor kann keine juristische Verantwortung sowie Haftung in irgendeiner Form übernommen werden.

Urheberrecht

Annegret Gensch

Impressum

1. Auflage

Kontakt:

Firma Mehrwertservice

Bernd Heyn,

Bunkenburger Str. 8

29331 Lachendorf

mehrwertservice@web.de

Stichwort: Positives Denken lernen

Printed in Poland
by Amazon Fulfillment
Poland Sp. z o.o., Wrocław

70609738R00051